注意缺陷多动障碍

医教结合综合干预
十年实践

于广军　王　瑜　主编

复旦大学出版社

编委会名单

主　编　于广军　王　瑜

副主编　陈津津　田　园　王　淼

编　委（按姓氏笔画排序）

于广军　上海市儿童医院

马晨欢　上海市儿童医院

王莎莎　上海市儿童医院

王　淼　上海市儿童医院

王　瑜　上海市儿童医院

王　臻　华东师范大学第四附属中学

仇晓艳　上海市儿童医院

田　园　上海市儿童医院

冯金彩　上海市儿童医院

许　颖　上海市曹杨第二中学附属学校

寿俊梅　上海市新普陀小学

杨　帆　上海市儿童医院

何　琳　上海市儿童医院

沈　力　上海市第六人民医院

沈　霄　上海市曹杨第二中学附属学校

张媛媛　上海市儿童医院

张　薇　华东师范大学第四附属中学

陈津津　上海市儿童医院

金　燕　上海市新普陀小学

赵艳君　上海市儿童医院

姜　莲　上海市儿童医院

储莉婷　上海市疾病预防控制中心

霍言言　上海市儿童医院

秘　书　马晨欢

序

　　注意缺陷多动障碍（ADHD）是儿童/青少年常见的发育行为问题之一，社会上俗称"多动症"，给患者及其家庭、学校造成很大的困扰。近年来，我国对 ADHD 的认识和关注程度逐渐提高，但仍面临很多挑战。一是就诊率低。根据《中国注意缺陷多动障碍防治指南（第二版）》，国内仅有 10% 的 ADHD 患者就诊。二是诊断年龄晚。国外 ADHD 的平均诊断年龄为 7 岁，约 1/3 的 ADHD 儿童在 6 岁之前被诊断；而我国大部分 ADHD 儿童在进入小学后也就是 7～10 岁时才被诊断并接受治疗，相当多的儿童/青少年在共患病出现或明显增多时才就诊。三是治疗依从性差。国外的 ADHD 儿童/青少年中，约 2/3 的患者接受药物治疗，一半的患者接受行为治疗；而国内就诊的 ADHD 患者中仅有 1/3 接受药物治疗，且家庭、课堂行为干预训练也亟需落实。随着年龄的增长，ADHD 共患病或继发学习困难、对立违抗性行为障碍明显增多，也使得治疗的难度增大。要解决以上问题，需要整合医学、教育、社会和家庭等各方面力量，共同应对。

　　我十分欣喜地看到，上海市儿童医院于广军教授、王瑜主任团队十余年间在 ADHD 医教结合方面做了大量工作，积累了丰富的经验。在上海市卫生健康委和上海市教委的大力支持下，从 2012 年起至今的十余年里，团队先后在上海市静安区 6 所小学、嘉定区 14 所小学以及普陀区 25 所小学和 7 所幼儿园开展 ADHD 医教结合工作，覆盖学龄期儿童 29 510 名，学龄前 4～6 岁儿童 1 785 名；儿童年龄从最初的 6～9 岁逐步拓展至 4～12 岁；组织形式从医教结合到医教家结合；内容不断深入，从最初的疾病科学认知教育拓展到后续治疗随访中的行为管理方法；方法不断丰富创新，从线下到线上线下相结合，从讲座培训到家长沙龙、团体咨询、暑期夏令营、团体功能训练、数字疗法等。

本书针对 ADHD 患儿父母、老师关心的问题，用深入浅出、通俗易懂的语言，介绍了团队十余年来医教结合的工作经验，系统描述了什么是 ADHD，为什么会患 ADHD，如何识别不同年龄 ADHD 及其共病，以及医教家如何形成合力，在家庭和学校给予这些儿童/青少年最适合的支持、帮助和治疗。

我相信那些正在遭受 ADHD 困扰的儿童/青少年及其家人、老师以及周围的朋友，都能够从此书中获益。那些想要更好地理解和帮助 ADHD 的人，包括儿童保健科、发育行为科、儿科医生，以及心理医生、精神科医生、内科医生、心理咨询师、社会工作者、教育工作者等，也会通过阅读本书获得帮助。

儿童健康事业是太阳底下最富有爱心的事业。希望本书能够促进人们对 ADHD 有更好的理解，更好地帮助 ADHD 儿童/青少年。希望通过医教家及全社会共同努力，帮助 ADHD 儿童/青少年增强信心、发挥最大潜能。让我们携手共进，为儿童/青少年的健康保驾护航！

吴乾渝

2023 年 12 月　上海

前 言

近年来，我国对于注意缺陷多动障碍（ADHD）的认识和关注程度逐渐提高，但是仍存在一些困惑和认识上的误区——尽管有大量科学证据支持 ADHD 诊断的真实性和治疗的安全性、有效性，但是仍有很多人认为 ADHD 是一个被过度诊断和治疗的"小毛病"，也有不少人不能理解，为什么这些儿童/青少年呈现出高智商低成就，为什么他们启动一件任务非常困难，就像一台打不着火的发动机一样，并且中途经常会熄火。很多 ADHD 儿童/青少年的家人，一方面希望药物迅速产生神奇的疗效，另一方面又忐忑不安地担心药物的不良反应。

如何帮助这些 ADHD 儿童/青少年健康成长，是医生、教师和家长需要共同思考和面对的重要问题。非常幸运的是，2012 年以上海市教委学生健康促进项目为契机，我们团队开始了 ADHD 医教结合综合干预模式的研究和应用推广。在项目推广的过程中，团队不断总结经验，巩固项目成果，并借鉴国外模式，将多动症医教结合逐步向纵深推进，医教结合综合干预贯穿疾病的全过程管理。团队贯彻以儿童为中心的理念，提出整合型全周期健康教育服务模型，整合医教家资源，覆盖预防医疗与康复，并实现三大创新：一是组织管理创新，与学校签约合作，构建了医教家共同参与的服务组织体系。二是服务模式创新，科普教育的内容不断深入，健康教育与三级预防紧密结合，从初期系列的疾病科学认知拓展至后续的治疗随访中行为管理的方法和策略，教授家长与教师家庭、课堂行为管理及情绪调控的方法。促进 ADHD 早发现，提升治疗依从性，指导开展康复。三是技术创新，构建了稳定的医教家一体化平台"互联网医院－校园服务站"，方便儿童家长和教师获取科学、可靠的疾病信息。率先开展数字疗法，线上线下相结合，对 ADHD 儿童实施行为干预训练。此后又相继主持和参与了上海市公共卫生三年行动计划、上海市公共卫生重点学科建设项目、上海市卫生健康委员会妇幼专项项目，依托项目持续推广 ADHD 医教结合综合干预，形成良性循环，并指导和带动长三角多家医联体共建单位开展 ADHD 医教结合综合干预。

本书理论部分深入浅出地阐述了什么是 ADHD、为什么会患 ADHD、怎样识别不同年龄阶段的 ADHD 及其干预治疗；技能部分阐述了医教家如何形成合力，给予 ADHD 儿童/青少年最好的帮助和治疗；实践部分分享了上海市儿童医院团队 ADHD 医教家相结合的综合干预的十年实践经验，积极推动 ADHD 的医教家结合诊治模式辐射更多地区。

本书适合 ADHD 儿童/青少年的家人及教师阅读，也适合那些关心儿童/青少年心理健康的人阅读，包括儿童保健科医生、发育行为科医生、全科医生、心理教师、心理医生、精神科医生以及社会工作者等。

感谢参与本书编写的所有编委以及编校人员！希望本书能够帮助更多的人正确认识 ADHD，理解、支持和帮助 ADHD 儿童/青少年。为了 ADHD 儿童/青少年的美好明天，让我们携手同行！

于广军　王　瑜

2024 年 1 月

目 录

第一章　绪论

一、 注意缺陷多动障碍已成为影响儿童健康的重要公共卫生问题

注意缺陷多动障碍（attention deficit hyperactivity disorder， ADHD）俗称多动症，是儿童期常见的神经发育障碍性疾病，主要表现为与年龄不相称的注意力不集中和/或多动、冲动，同时伴有焦虑抑郁、行为障碍、对立违抗性障碍（oppositional defiant disorder， ODD）等问题。ADHD 对儿童的学业、家庭、社会功能等多方面产生广泛而消极的影响，给家庭和社会均造成了沉重负担。70％的患儿症状会持续到青春期，30％的患儿症状会持续终身，甚至发展为反社会人格。ADHD 已经成为影响儿童青少年身心健康、社会安定和经济稳定的重要公共卫生问题，对于 ADHD 的早期诊断、及时治疗非常重要。

ADHD 具有以下几个特点。

首先，ADHD 患病率高。最新的 Meta 分析结果显示，我国儿童青少年 ADHD 的患病率为 6.26％，世界范围内的患病率为 7.2％。

其次，ADHD 损害重。ADHD 可对患儿的学业、今后的职业及社会、家庭功能等多方面产生广泛而消极的影响。ADHD 儿童在学习上不能专心，上课期间注意力无法集中，造成学习成绩下降，受到排挤或辍学的风险增加。部分家长选择请家庭教师、让孩子参加补习班等解决方式，浪费了大量的时间和金钱，但效果并不显著。在行为上，ADHD 儿童无法控制自己，常扰乱课堂秩序、打架斗殴，影响与老师、同伴之间的关系。家长常常因为孩子的不良表现

而恼羞成怒，影响家长与孩子之间的关系。此外，ADHD 儿童可能会出现严重的行为问题和反社会倾向，对立违抗性障碍和行为障碍的风险增加，继而影响 ADHD 儿童的情绪健康以及家庭的生活质量。研究发现，ADHD 相较于其他儿科疾病，照顾者养育压力更大，其中患儿母亲的养育压力高于父亲，而母亲的压力也会影响患儿的行为和情绪，不利于疾病的康复。综上所述，ADHD 不仅影响患儿正常的学业和生活，而且会导致家长的负面情绪和沉重的养育负担，影响患儿与父母、教师、同伴之间的关系。

再者，ADHD 呈慢性终身性特征。70％的 ADHD 儿童症状会持续到青春期，30％的患儿症状会持续终身。作为一种慢性疾病，ADHD 儿童成年后经常与同事发生冲突，工作中容易出现错误，易于辞职，影响其正常的工作和生活，进而影响其自尊和社会关系。更为严重的是，由于控制能力较低，易发生打架斗殴和药物滥用等问题，甚至走向违法犯罪的道路，给社会带来不良影响，造成严重的社会负担。研究表明，65％的患儿随着年龄的增长其症状会部分缓解，但仅有 15％的患儿到成年后可以完全缓解。随着年龄的增长，ADHD 儿童继发或共患破坏性行为障碍及情绪障碍的危险性高，成年后物质依赖、反社会人格障碍和违法犯罪的风险增加，使疾病的严重程度增加，影响其日常生活能力和预后；而且这些共患病与其他一些疾病相关，使诊断、治疗和预后更加复杂。因此，ADHD 儿童应及早接受治疗。

最后，ADHD 有可治疗性。大量的研究表明 ADHD 存在有效的、可用的治疗方法，而且这些治疗方法有循证医学依据。世界卫生组织（World Health Organization，WHO）也指出，如果诊断合理，患者可以花费相对较低的费用，取得较好的疗效。尽管如此，仍有许多 ADHD 儿童尚未得到适当的治疗。

综上所述，根据 WHO 从患病率是否高、损害是否重、是否呈慢性、是否可治疗等方面的考察，ADHD 无疑属于重要公共卫生问题范畴，需要整合医学、教育、社会和家庭等各方面力量共同应对。

二、 注意缺陷多动障碍医教综合干预已成为国际趋势

随着 ADHD 越来越受到关注，如何帮助这些孩子健康成长是医院和医生以及学校和教师需要共同思考和面对的重要问题。

家庭动力学理论将家庭看成一个互动的系统，分析以家庭为背景的个人健康问题，强调家庭成员彼此之间动态的互动过程。由于家长对于 ADHD 疾病知识的不了解，通常将儿童注意力不集中和学业成绩下降归咎于儿童的不认真和不努力，教育方式的不当也会减弱孩子的学习兴趣，损害其学习积极性，容易造成儿童的自卑心理。ADHD 的症状和相关问题不仅对儿童自身产生影响，也影响着父母。据报道，ADHD 儿童的父母比非 ADHD 儿童的父母承担了更多的压力，且父母的压力水平与患儿症状的严重程度相关。此外，父母的养育方式也与 ADHD 儿童症状和功能损害之间存在高度相关。最近的一项研究表明，高水平的 ADHD 症状与父母低水平的养育知识有关。养育 ADHD 子女的一个重要方面是父母在疾病和养育方面的知识，缺乏系统的养育方法可能产生长期严重的负面结果，比如青少年犯罪、药物滥用等。因此，家长掌握 ADHD 知识、与患儿日常相处期间进行规范的行为和生活管理意义重大。

然而，单一针对 ADHD 儿童家长的健康教育并不能完全解决患儿的学业、人际交往等社会功能损害。社会学理论提出，家长参与儿童的教育和家长-学校的合作是家长促进儿童在学校表现最有效的方式，包括监督家庭作业和学习、提供家长辅导，并利用策略来改善家庭作业的表现。系统论认为，多个系统和系统之间的关系有助于儿童的发展，具体而言，家庭与学校之间的一致性以及父母与教师之间的有效合作能够增强儿童的信心、提高儿童的社交能力以及改善儿童的情感问题。合作理论指出，可以通过家长和教师的合作，共同讨论儿童的作业表现和课堂行为，共同制订策略来解决儿童所面对的问题。国外的研究表明，对 ADHD 儿童进行心理社会干预的最佳方法是将家庭和学校联系起来，解决患儿的目标行为问题，培养自我管理能力，且该方法的依从性比单纯家庭干预更好。国内外的 ADHD 治疗指南也提及了家长和教师合作的重要性，

强调专业人员对家长和教师进行知识教育是 ADHD 治疗的前提。家长和教师培训是 ADHD 儿童非药物治疗的方式之一,以知信行模式为前提,将社会学习理论作为框架、行为管理为理论基础,专业人员教授家长和教师相关知识、学习管理技能等,促进家长和教师之间的合作。家长改变患儿在家里的不良行为,改善与孩子的互动;教师在学校帮助患儿提高学习成绩和社交技能。通过家庭-学校合作,促进 ADHD 儿童功能损害问题的缓解。

　　ADHD 目前存在的困境是,对于学龄期患儿,学校是其学习和生活的重要场所之一,具有专业知识的医生并不能亲力亲为地关注每一个患儿,而作为每天面对患儿的教师则不具备专业知识,甚至还存在某些误区,不能有效地帮助这些患儿,有时甚至会阻碍正常的治疗。医生和教师之间缺乏沟通和反馈,是 ADHD 儿童药物治疗中存在的障碍之一。药物治疗需要父母和教师的反馈,才能使医生更好地调整药物剂量,从而达到治疗的最佳效果。医教分割使医生得到的关于患儿的评估信息仅来自父母,缺乏教师对患儿在校表现的评估。

　　医教结合是指在儿童和青少年的疾病预防、评估、诊断和治疗过程中,医生和教师协同合作,具体地说,是通过药物治疗、综合康复等手段连接家庭养育、学校教育以及医学干预,共同解决 ADHD 儿童需求的干预计划。珍妮弗(Jennifer)教授提出的医教结合理论框架,强调发展和维护强大的亲子关系,通过与父母的积极互动,帮助患儿和家长学习相关知识和技能。其目标是:①提高父母-儿童的亲子关系;②提高父母的家庭行为管理技巧;③建立以家庭为中心的干预措施;④促进家庭-学校的合作。这一理论模型表明,通过家长健康教育、设定干预目标、联合行为干预,最终能够改善 ADHD 儿童的家庭行为、核心症状和学校表现。

　　在评估和诊断过程中,医生会尽可能利用多重信息渠道,除对患儿的父母或其他抚养者访谈外,还对患儿的教师或者其他有关人员进行访谈,设计针对不同访谈对象的问卷或量表。教师以及其他有关人员与父母一样,都能够客观反映患儿的症状,而医生也能因此获得患儿在家以外的行为表现,从多种场合了解患儿的症状是否损害了某些功能,故对患儿状况的评估更全面、诊断更精确。在疾病的治疗和干预阶段,以医生和教师为主体的学校干预的开展已经成为 ADHD 综合治疗的重要组成部分。医教结合的理念已经渗透到 ADHD 儿童管理的各个方面，如医生开处方，父母和教师保证患儿接受药物治疗，并且对患儿的表现进行反馈，这样让医生能够更好地根据情况调整药物剂量，优化治疗。在医生和其他专业人士的指导下，父母和教师分别进行干预，内容包含行为矫正、注意力训练、培养学习技能及社交技能等，形式多样。父母和教师均应学会行为治疗的基本方法，如此有利于使行为治疗走进家庭、走进学校，全方位地帮助患儿塑造良好的行为模式。针对少数 ADHD 儿童的特征，学校开设特殊教育班级，进行个体化特殊教育，设定适合他们的教学目标、课堂环境和课堂时长，优化课堂管理方式等，体现出"以孩子为本"的素质教育。

教师是儿童学校环境中的重要角色，能否及时发现 ADHD 并进行针对性和可行性的防治，一定程度上取决于教师对 ADHD 的认识情况，而且教师的认识和态度也会影响 ADHD 儿童的表现。教师将儿童的在校表现反馈给家长，有助于家庭尽早发现学生的异常，并采取相应措施，帮助患儿尽早接受专业治疗。因此，教师对患儿早期的识别、转诊和干预是控制 ADHD 的重要环节。再者，关于 ADHD 的治疗，欧洲指南、美国儿科学会（American Academy of Pediatrics，AAP）指南、美国儿童和青少年精神病学会（American Academy of Child and Adolescent Psychiatry，AACAP）临床实践指南都提到药物治疗和行为治疗是目前 ADHD 的基本治疗方法，大部分 ADHD 儿童需要进行联合治疗。药物治疗需要父母和教师的反馈，才能使医生更好地调整药物剂量，以优化治疗的效果；行为治疗需要父母和教师学会行为治疗的基本方法，使行为治疗走进家庭、走进学校，塑造患儿良好的行为模式。因此，对 ADHD 儿童的医教结合势在必行。

在许多西方国家，医教结合已经上升到了医学-教育-法律结合的层面。通过行政立法，在政府的政策和财政支持下，设立了相应的法律条例及众多儿童心理健康项目，为临床医生、心理学家、社会工作者、教师等儿童健康服务专业人员提供了平台，形成了完整的心理专业人员培训体系、完整的特殊教育体系和联结医院、学校、家庭以及社区的心理服务体系。

目前国外开展的医教结合干预项目包括以下几类。

1. 家校成功项目

家校成功项目（family school success, FSS）是为小学阶段的 ADHD 儿童设计的以医疗机构为基础的家庭学校干预。项目基于依附理论、社会学习理论和生态系统理论，包含 12 周的干预。内容包括：

1）6 周家长与患儿同时参与儿童游戏、指导互动训练的团体会议。

2）4 周针对家长的儿童行为管理课程。

3）2 周在学校举行的联合咨询会议，家长与教师开会解决可能干扰患儿教育的问题。

项目包含联合问题识别、联合问题分析、实施干预和联合干预评估 4 个阶段。家长和教师紧密合作，制订和实施策略，改善 ADHD 儿童的表现和行为。研究通过将 29 名接受 FSS 干预的学生（25％联合药物治疗）与 32 名接受常规教育的学生比较，发现 FSS 干预可以改善父母育儿方式、患儿学校行为以及师生关系。

2. 协作生活技能培训项目

协作生活技能（collaborative life skills, CLS）项目由经过研究证实存在临床效果的专门针对注意缺陷型 ADHD 干预方案编制而来，项目包括 3 个组成部分：

1）培训教师使用课堂管理策略（例如日常行为报告卡）。

2）家长在家中使用行为策略，积极与教师合作以及进行家长压力管理。

3）培训患儿的社会技能与自我管理能力，提升患儿的社会功能和独立性。

使用小组和个性化相结合的方法，可促成家长、教师和医生的积极合作，使家长、患儿和教师在同一时间接受同类别的治疗培训。通过父母在家庭奖励患儿家校行为，教师和临床医生奖励患儿在家校或团体训练中的表现，强化干预效果。随机对照试验证实，在没有药物治疗的情况下，开展为期 10 周的 CLS 项目对提高 7~11 岁 ADHD 儿童的组织能力具有中等到较大程度的影响，效果持续了患儿的整个学年。研究者指出，CLS 有良好的成本效益比，可作为学校服务或兴奋剂药物的替代。研究还表明，尽管不同家庭之间存在差异，但大多数父母在整个干预过程中表现出至少中等程度的坚持，且初始治疗的参与度对于治疗后的结果尤为关键。

3. 家长、教师和儿童协作项目

家长、教师和儿童协作项目（parents, teachers and children working together, PATCHWORK）是在"1-2-3魔法"家长培训项目上完善而成的。"1-2-3魔法"是专门针对ADHD儿童家长的行为管理项目，包含3节家长课程：①讨论鼓励良好行为的策略；②如何使用简单的计数技巧来处理困难行为；③概述父母加强与孩子关系的不同方法。

PATCHWORK在此基础上加入了1.5小时的教师小组会议，主要内容包括：①关于"1-2-3魔法"在课堂的应用；②了解患儿的需要；③患儿行为的可能原因；④鼓励教师的反思行为。

针对4～8岁的英国小学三臂整群随机对照试验（PATCHWORK组、只接受"1-2-3魔法"组、没有任何干预的对照组）并未表明PATCHWORK可以改善ADHD儿童的核心症状，但父母报告的ADHD症状和父母心理健康问题有所减少。

ADHD不仅仅是医学问题，同时也是教育问题。在学校，ADHD儿童经常不遵守课堂秩序并表现出高破坏性，这些儿童的行为和注意力问题可能会影响师生关系并干扰他人学习，常规的课堂行为干预措施通常不能满足这些儿童的需要，因此，需要开展针对性的干预措施。在我国目前的教育体系中，ADHD儿童被安置在普通教育体系中，普通学校必须承担起对ADHD儿童进行干预的领导角色。苏格兰校际指南网络（Scottish Intercollegiate Guidelines Network, SIGN）指南指出，ADHD儿童的学校干预应包括行为干预和教育干预两方面，需要对教师进行ADHD行为管理课程的培训。短期的学校干预可以改变ADHD儿童的靶行为，但是核心症状的改变需要长期的学校干预。学校干预的评价指标包括行为改善、社交功能的改善以及学习成绩的提高。已有研究发现对不同年龄的ADHD儿童实施学校行为干预，对其功能均有不同程度的改善。杜保罗（DuPaul）等对ADHD小学生进行了为期12周的CLS，培训项目包括父母行为培训、课堂行为管理、儿童社交和独立技能培训，培训前后分别进行了父母/教师ADHD症状评估量表、家庭作业问题、学习技能、学习成绩、社交问题以及课堂行为的评估。研究发现，培训后 ADHD 儿童的核心症状、家庭作业问题、组织能力大幅改善，学习技能、学习成绩和社交技能中等幅度提高。埃文斯（Evans）等将 326 名 6~8 年级的 ADHD 儿童与经过培训的教师一对一结对并在校接受项目干预，追踪随访一学年，每 2 周进行 1 次教师/家长量表评估，发现 ADHD 儿童的时间管理能力、家庭作业完成情况以及注意力不集中的症状都有中等程度的改善，学习成绩及排名也有小幅度的提升。鲍尔（Power）等对 ADHD 青少年进行了培训，内容包括冲突管理技能、解决问题技能和社交技能培训。冲突管理技能包括一对一、有效指令、积极的奖励制度、惩罚系统。解决问题技能包括讨论一个具体的纠纷，通过定义问题，生成一系列的解决方案，评估解决方案，最终达成妥协。沟通技能培训包括识别特定的消极沟通技巧，代之以积极的沟通技巧。该培训显著提高了 ADHD 青少年的社交技能。

综上所述，建立"家长-教师-医生"多方位合作的治疗联盟，加强沟通，相互信任，进行相关知识的培训，有助于对教师和家长的日常管教方式起到积极的影响。治疗联盟的形成不仅能够帮助实现 ADHD 儿童的早发现、早诊断和早治疗，还可积极促进 ADHD 儿童接受科学、系统的治疗，最大限度地改善预后，提高患儿的生活质量并降低功能损害。

参考文献

1. 李沙沙，陈一心，詹明心，等.家庭动力学理论、评定与应用 [J].中国心理卫生杂志，2012，26（4）：262‐266.
2. 中华医学会儿科学分会发育行为学组.注意缺陷多动障碍早期识别、规范诊断和治疗的儿科专家共识 [J].中华儿科杂志，2020，58（3）：188‐193.
3. BARKLEY R A, EDWARDS G, LANERI M, et al. The efficacy of problem-solving communication training alone, behavior management training alone, and their combination for parent-adolescent conflict in teenagers with ADHD and ODD [J]. Journal of Consulting and Clinical Psychology, 2001, 69（6）：926‐941.
4. DVORSKY M R, FRIEDMAN L M, SPIESS M, et al. Patterns of parental adherence and the association to child and parenting outcomes following a multicomponent school-home intervention for youth with ADHD [J]. Behavior Therapy, 2021, 52（3）：745‐760.

5. KOHL G O, LENGUA L J, MCMAHON R J. Parent involvement in school conceptualizing multiple dimensions and their relations with family and demographic risk factors [J]. Journal of School Psychology, 2000, 38 (6): 501 - 523.

6. LARKIN F, HAYIOU-THOMAS M E, ARSHAD Z, et al. Mind-mindedness and stress in parents of children with developmental disorders [J]. Journal of Autism and Developmental Disorders, 2021, 51 (2): 600 - 612.

7. MAUTONE J A, LEFLER E K, POWER T J. Promoting family and school success for children with ADHD: strengthening relationships while building skills [J]. Theory into Practice, 2011, 50 (1): 43 - 51.

8. PLISZKA S, WORK GROUP ON QUALITY ISSUES A A C A P. Practice parameter for the assessment and treatment of children and adolescents with attention-deficit/hyperactivity disorder [J]. Journal of the American Academy of Child and Adolescent Psychiatry, 2007, 46 (7): 894 - 921.

9. POLLAK Y, PONI B, GERSHY N, et al. The role of parental monitoring in mediating the link between adolescent ADHD symptoms and risk-taking behavior [J]. Journal of Attention Disorders, 2020, 24 (8): 1141 - 1147.

10. POSNER J, POLANCZYK G V, SONUGA-BARKE E. Attention-deficit hyperactivity disorder [J]. The Lancet, 2020, 395 (10222): 450 - 462.

11. POWER T J, MAUTONE J A, SOFFER S L, et al. A family-school intervention for children with ADHD: results of a randomized clinical trial [J]. Journal of Consulting and Clinical Psychology, 2012, 80 (4): 611 - 623.

12. RICHARDS J S, VÁSQUEZ A A, ROMMELSE N N J, et al. A follow-up study of maternal expressed emotion toward children with attention-deficit/hyperactivity disorder (ADHD): relation with severity and persistence of ADHD and comorbidity [J]. Journal of the American Academy of Child & Adolescent Psychiatry, 2014, 53 (3): 311 - 319. e1.

13. SALARI R, THORELL L B. Parental monitoring in late adolescence: relations to ADHD symptoms and longitudinal predictors [J]. Journal of Adolescence, 2015, 40: 24 - 33.

14. SAYAL K, TAYLOR J A, VALENTINE A, et al. Effectiveness and cost-effectiveness of a brief school-based group programme for parents of children at risk of ADHD: a cluster randomised controlled trial [J]. Child Care Health And Development, 2016, 42 (4): 521 - 533.

15. SETYAWAN J, FRIDMAN M, GREBLA R, et al. Variation in presentation, diagnosis, and management of children and adolescents with ADHD across European countries [J]. Journal of Attention Disorders, 2018, 22 (10): 911 - 923.

16. Subcommittee on Attention-deficit/hyperactivity Disorder, Steering Committee on Quality Improvement and Management, WOLRAICH M, et al. ADHD: clinical practice guideline for the diagnosis, evaluation, and treatment of attention-deficit/

hyperactivity disorder in children and adolescents ［J］. Pediatrics, 2011, 128（5）: 1007－1022.

17. WANG T T, LIU K H, LI Z Z, et al. Prevalence of attention deficit/hyperactivity disorder among children and adolescents in China: a systematic review and meta-analysis ［J］. BMC Psychiatry, 2017, 17（1）: 32.

18. WOLRAICH M L, HAGAN J F, ALLAN C, et al. Clinical practice guideline for the diagnosis, evaluation, and treatment of attention-deficit/hyperactivity disorder in children and adolescents ［J］. Pediatrics, 2019, 144（4）: e20192528.

第二章 理论部分

一、 注意缺陷多动障碍的表现

ADHD 作为儿童期常见的一种慢性神经发育障碍性疾病，主要表现为与年龄不相称的注意力不集中和/或不分场合的过度活动和冲动，给家庭、学校和同伴交往等方面带来广泛而消极的影响，严重限制了个体的发展。ADHD 常见于学龄期儿童，但有 70％的患儿症状持续至青春期，30％的患儿症状持续至成年期，因此是一种全生命周期的疾病。

（一）核心症状

1. 注意力缺陷

注意力缺陷是 ADHD 的突出症状，也是诊断的必需症状。ADHD 儿童注意障碍的特点是主动的随意注意障碍，在注意的稳定性、集中性和选择性等特征上存在异常，而被动的不随意注意相对增强。

（1）注意的稳定性差：注意的稳定性是指能够在某种任务上保持较长时间的集中注意。这时，很多家长就会提出这样的疑问："孩子在看电视、玩游戏时眼睛眨都不眨，可以聚精会神一两个小时，应该没有注意力问题，只是不爱学习。"需要指出的是，这里的注意指的是需要个人付出努力和意志力才能维持的注意，即"有意注意"，区别于看动画片、玩游戏时的"无意注意"。ADHD 儿童在玩快速的、高吸引力的、能够获得立即奖赏的游戏时能够保持较长时间的注意力，那是由于游戏、动画对注意力的要求很短，镜头经常 2～3 分钟就会变换，画面非常具有刺激性。

绝大多数研究表明，在完成任务时，ADHD儿童注意力集中的时间明显短于同年龄正常儿童。正常儿童在不同年龄阶段注意集中的时间不同，随着年龄增长而逐渐延长（表2-1）。

表2-1　不同年龄注意集中时间

年龄	注意集中时间
2岁	6～7分钟
3岁	8～9分钟
4岁	9～10分钟
5～6岁	10～15分钟
7～10岁	15～20分钟
11～12岁	25～30分钟
12岁以上	30分钟以上

在玩游戏时，ADHD儿童比同龄正常儿童吵闹、动作多、粗心大意、出差错多，所以尽管ADHD儿童在玩游戏时比做作业时精力会更集中一些，活动也会少一些，但是他们此时的行为表现仍然是不正常的，与普通儿童仍然有明显不同。

（2）注意的集中性差：注意的集中性是指在进行某项任务时，对周围事物的影响加以抑制而不予理会。当我们在专心做一件事的时候，有时会被周围其他事情所吸引，探过头去看看发生了什么，但是我们很快就会意识到自己走神了，将注意力转回来继续做原来的事。而ADHD儿童因为注意的集中性差，难以抵抗其他事物的干扰，在注意力中断后往往难以继续注意原来的任务。具体体现在以下几个方面。

1）难以抵抗无关声音的干扰：有的ADHD儿童很难甚至无法不注意与当前目标无关的声音，例如在上课时，ADHD儿童会被窗外的人声、马路上的汽车声所吸引；在做作业时，ADHD儿童会受到父母的说话声、隔壁邻居家传来声音的影响。

2）难以抵抗无关视觉信号的干扰：有的 ADHD 儿童很难甚至无法不注意与当前目标无关的视觉信号，例如，ADHD 儿童在早上起床穿衣服时，看见床头的故事书，就会把书拿起来读，似乎完全忘记了早上要上学这件事。

普通儿童在注意力分散后，比 ADHD 儿童更容易恢复到原来正在做的事情上。华盛顿大学的研究者做了这样一个实验：当电话铃响并伴有灯光闪烁时，正在做作业的 ADHD 儿童和普通儿童都可能抬起头来张望，但这两组儿童被这一事件所吸引的时间长短有显著不同：ADHD 儿童的注意时间是 18 秒，而普通儿童是 5 秒。

3）难以阻止不重要思维的闯入：不少 ADHD 儿童在做一件事的时候，哪怕旁边没有明显的听觉和视觉干扰，他们的脑袋里也总是会出现与任务无关的想法，有时甚至同时出现多个想法，或者快速从一个主题跳到另一个主题。在这个时候，他们往往不会关心周围发生了什么，因为他们的注意力陷了自己脑海里不断上演的"剧场"中。如果老师在这时提问，ADHD 儿童根本不知道老师讲了什么，这种状态就像在做"白日梦"，究其原因，是 ADHD 儿童很难抑制与任务无关的想法，这也是他们做作业速度慢、经常出错的原因之一。

（3）注意的选择性差：在玩游戏的时候，学龄前 ADHD 儿童往往不能专心，常常把玩具摊得满地都是。例如积木还没玩完，又想玩拼图，所以就把积木胡乱扔在那里；不一会儿他们又厌烦了拼图，转而又去踢球。结果就是没有一个游戏是有始有终的。

进入小学后，ADHD 儿童经常会因为作业把家里搞得鸡飞狗跳，因为他们很难长时间把注意力集中在作业上。其他同龄儿童一个小时就能完成的作业，他们往往要花好几倍的时间才能完成。如果让他们去从事那些需要长时间保持专注的事情，他们的感受就像我们听几个小时的冗长报告一样困难。如果要求他们在一段时间内完成超出他们注意力集中时间的事情，他们往往会花最小的努力和最少的时间，"偷工减料"来完成，草草做完后也不愿意再去检查、发现错误并更正。

总而言之，ADHD 儿童的注意力集中时间短于同龄儿童，难以根据人为的要求自觉地把注意力集中去从事某一活动。经常有意回避或不愿意从事需要较长时间维持注意力的任务。在学习或活动中不能注意到细节，经常因为粗心马虎而发生错误。

2. 多动

我们经常听到有父母说"他一分钟也安静不下来，身体里就像装了一台永动机""他手脚不停，见什么都要摸一下、踢一脚""不管做什么，嘴巴都不能安静"……这些都是 ADHD 儿童多动的表现，也是 ADHD 的第二个核心症状。具体表现如下。

（1）躯体活动和小动作多：相比于正常儿童，ADHD 儿童的躯体活动明显增多，他们不能安静下来且精力旺盛，比如，倾向于户外活动而不喜欢待在家中；走路时喜欢跑跳，很难让家长牵着手走，常从家长手中挣脱出来。除了躯体活动增多以外，ADHD 儿童的小动作也明显增多，比如，上课和做作业时双手停不下来，手上总是喜欢玩东西，有的患儿手中没有东西玩就咬手指和指甲、咬铅笔。一项研究让 ADHD 儿童和对照组正常儿童进入一个房间自由活动，通过单向透视玻璃观察他们的活动情况，发现 ADHD 儿童在房间走来走去的时间比对照组儿童多 8 倍，运动手臂的次数多 2 倍，运动腿的次数多 4 倍，在看电视时不安静的时间多 4 倍，进行心理测验时身体扭动做小动作的次数也比正常儿童多 4 倍。

（2）话多：ADHD 儿童不仅身体运动多，话也特别多。他们控制不住自己的嘴巴，课堂上和旁边的同学说话；下课了喜欢大声喧哗；与人说话时常常喋喋不休。一项研究把 ADHD 儿童和正常儿童与母亲之间的对话用录音机录了下来并进行比较，发现 ADHD 儿童的说话量比正常儿童组多 20%，而且 ADHD 儿童的母亲说话量也比正常儿童的母亲多，ADHD 儿童的母亲多说的话是对孩子过多说话的回答和对他们的管教。

（3）冲动：日常行为冲动鲁莽，行事不考虑后果。

1）情绪急躁、感情用事：随着大脑发育的成熟以及社会经验的积累，正常儿童在表露感情之前，会根据情境去选择表达方式。大多数情况下正常儿童有能力做到抑制和延迟对冲动的反应，以作出是否公开表露情绪的决定，这是因为他们具备了觉察情感、控制情感和改变情感的能力。而由于大脑发育的滞后，尤其是与自控力相关的前额叶发育不足，ADHD 儿童往往表现出情绪急躁，常常受冲动情绪的驱动，难以冷静、客观、理性地处理事情，这是由于他们常常被刺激的即刻反应所左右，没有时间将情感与客观事实分离开来。

2）做事冲动、不顾后果：在遇到一件事情时，每个人都会产生一个原始反应，这个最初的反应受原始情绪支配，往往是不理智的。正常人在这种情况下会审时度势，抑制自己的原始冲动，选择理智的对策。而 ADHD 儿童的显著特征就在于不能抑制这种原始反应。ADHD 儿童对周围发生的大多数事情都倾向于做出冲动行为，如看见一个小虫就要去踩；老师提问话音刚落，没有仔细思考就抢着回答；同学不小心碰了一下就要出口伤人甚至大打出手。这些行为出现得很快、很激烈、不假思索，使得 ADHD 儿童来不及回顾过去的教训、预先考虑行为带来的后果从而控制现在的行为，所以他们比其他儿童更容易闯祸和出事故，而且这些错误经常重复发生、难以改正。

3）立即满足、不能等待：ADHD 儿童非常急躁，有需求的时候立即就要得到满足，比如父母答应完成某项任务就能获得某项奖励，短时间内 ADHD 儿童能够等待，时间较长时就会开始纠缠父母，提各种要求。一项研究让 ADHD 儿童和对照组儿童做一些数学题，告诉他们如果完成题目，将立刻能够得到一个小玩具，结果两组都完成了相同数目的题目。然后让这些儿童在两个任务中作出选择——要么马上得到一个小玩具，要么再完成 20 道题目然后得到一个大玩具，但要两天后才能拿到——结果大部分 ADHD 儿童选择了前者，而正常儿童更倾向于选择后者。对于一个思维较成熟的儿童，延迟奖赏会更具有吸引力，他们愿意为此付出更多的努力，而不是选择立刻得到一些小的奖励，但 ADHD 儿童在延迟满足上存在缺陷，他们需要立即得到满足，不能等待，这种缺陷使得他们目光短浅，只顾眼前，不能展望未来。

（二）伴随症状

ADHD 儿童除了之前所描述的注意力缺陷、多动冲动的核心症状以外，还会出现以下症状。

1. 学习困难

ADHD儿童几乎90％伴随学习成绩落后。老师常常这样反映：孩子是很聪明，可是上课时注意力不集中，经常发呆走神，或者自己搞小动作。这导致孩子不能掌握老师所教的内容，作业不会做，考试也考不好。ADHD儿童学习困难往往有如下特点。

（1）学习困难常常逐渐发生：一般来说，ADHD儿童的学习在一、二年级基本上没有困难，成绩可以保持在班上中上水平，甚至名列前茅。三年级以后，成绩逐渐下降，成绩下降涉及所有科目。

（2）学习成绩起伏不平：ADHD儿童的学习困难不是一成不变的，与家长、教师的关注程度有显著的关系。若教师、家长加强辅导，督促学习，成绩就会上升。反之，如果教师关注较少、父母因为工作无暇顾及，成绩就会下降。

（3）越是简单的题目越容易错：ADHD儿童由于注意力不能集中、行为鲁莽，往往在还没有明确题意的情况下就对题目做出回答，越是简单的题目越容易出错误。以数学为例，每张卷子中的简算题、口算题、判断题、选择题、填空题等几乎都要失分，应用题、解方程反而能做对。

2. 感知觉功能异常

ADHD儿童常常表现出感知觉功能异常。手指精细协调困难，拿笔、扣纽扣、做手工等动作笨拙。手眼协调性差，空间位置感知障碍，左右分辨困难，比如经常将鞋的左右脚穿反，学习系鞋带要用很长时间。眼球轻微震颤，阅读时眼球运动不协调，认字时易把偏旁相近的字搞混淆，如把6和9、b和p、"今"和"令"等混淆。所以ADHD儿童不喜欢阅读，在阅读时会出现跳字或者混读，例如，把"天上有白云"读作"天空有白云""天上有云彩"等。

3. 品行问题

部分ADHD儿童伴有违抗性、攻击性和反社会性行为，在家不听父母的话，在学校不听老师的话，经常对着干，还有说谎、逃学、打架等品行问题。下面这种情况很常见：因为ADHD儿童不能遵守课堂秩序，所以难免要受到老师的批评，这样他就会对某一个老师产生不满，就会在听课时更加不愿意听，也不愿意做作业，有时作业做完了也不交，就是不想让这个老师顺意。

4. 社交问题

一半以上的ADHD儿童有社交问题，他们在学校里常常很孤单，感觉没有朋友，行为方式不被别人理解和接受。

5. 情绪问题

ADHD儿童的情感特征表现：情绪不稳定，容易波动；情感发展慢，幼稚、不成熟；道德感、理智感、美感等高级情感薄弱；情感的效能作用不强，对赞扬和奖励反应不强，意志脆弱；易产生异常情感。ADHD儿童往往伴有情绪问题，常见的情绪问题有以下几种。

（1）焦虑：是一种内心的紧张，预感自己可能将遭到不幸时的心情，在女孩中较为常见。ADHD儿童因上课不能集中注意力听讲、不能掌握所学的知识、作业做不完、考试成绩差，既害怕老师批评，又害怕同学冷落和嘲笑，还害怕家长责备、惩罚，但自己又无法克服苦难，故而把学习当作一项沉重的负担，内心十分紧张、焦虑不安。

（2）易激惹：激惹是指各种轻重不等的发怒倾向，也就是发脾气。ADHD儿童的一个严重缺陷是不能控制自己的情感。当自己的行为被限制、被干涉，或者自己的愿望或要求不能得到满足时，就会不高兴、发脾气，也不能按规矩行事或等待。

（3）自卑感：大多数ADHD儿童的学习成绩不理想，同时又有不规范的行为，经常会遭到指责或批评，久而久之会感到处处不如别人，产生悲观、失望情绪和自卑心理，把自己看成是不快乐、不幸福、不成功和无能的人，觉得做人没有意思，可能产生逃学、出走，甚至轻生的念头。

（4）对抗情绪：ADHD儿童在家中因制造的麻烦较多，故而经常遭到批评、斥责甚至体罚，导致不良的亲子关系，患儿会因此出现逆反心理，对抗家长，甚至离家出走。在学校也常受人冷落、批评，所以不愿意和同学、老师接近，逐渐不愿意参加集体活动，严重时会用说谎、逃学的办法来对抗老师和不利的处境。

（三）不同年龄阶段的症状

儿童是不断发育的个体，其行为在不同年龄阶段表现出不同的特点。

ADHD儿童的临床表现也会随着长大而发生变化，因此从儿童发展的角度认识儿童的行为，应该从出生甚至胎儿期就关注他们的行为。

1. 婴幼儿期ADHD儿童的特点——顽皮急躁，难于管理

每个孩子从一出生就表现出各不相同的特征，有的安静、有的吵闹，有的按时吃睡、有的随心所欲，心理学家把这种在早期就表现出的个体独有的行为和情绪特征叫作"气质"。对于ADHD儿童，在其母亲怀孕期间表现为胎动多而明显；出生后经常哭闹，不易安抚；入睡常常不像其他孩子那样容易，很难安静下来入睡，睡眠时间也很短，而且容易惊醒；躺在床上时经常手脚乱挥，过度活跃；能够翻身、爬行的时候，就不停地翻来覆去，或者从摇篮、小推车或游戏围栏里向外爬；当开始能够发出声音时，常常"哦，哦，啊，啊"地说个不停，到真正能够说话的时候就喋喋不休，说个没完没了；当会走路时，经常到处走动，或擅自走出家门，或好奇心特别强，自己到喜欢去的地方，或到处探索。会跑以后，往往以跑步代替走路，不顾危险，经常摔倒。

到了幼儿期，过度活动已经比较明显。喜欢喧哗和捣乱，满屋子乱跑，时常翻箱倒柜，把家里弄得乱七八糟，对周围的东西非要用手触弄不可。手脚停不下来，大人抱也抱不住，难以进行亲子互动游戏。注意力集中时间短暂，很容易受环境的影响而分心；对来自各方面的刺激几乎都起反应，不能专注于游戏、听儿歌、听故事或玩玩具；一种玩具玩不了多久就又扔下玩别的；看书看不了几页就换另一本，或将书撕成碎片。脾气急躁，不能等待，有要求时立即就要得到满足，不然就哭闹不止。对人不友好，喜欢用打人、抓人来表达自己的不愉快。家长常常反映孩子特别不好带，特别累人，也容易引起大人的厌烦。一项研究对2～3岁过度活跃、注意力不集中和好斗的孩子进行追踪，发现到6岁时大约50％的儿童仍有多动行为或被正式诊断为ADHD，这说明难养型气质是ADHD一个重要的早期危险因素。

2. 学龄前期ADHD儿童的特点——多动不宁、攻击破坏

学龄前期的ADHD儿童以"多动"为主要表现，躯体活动明显多于同龄儿童。好动，坐不住，精力旺盛，好像身上装有"小马达"，驱使他们不停活动。不能安静玩耍，从一个房间跑到另一个房间，从一张椅子跳到另外一张椅子

上，家里的弹簧床成了"蹦蹦床"，家具经常被弄坏。有时翻箱倒柜，不能动的东西也要去动，如拨弄电插座，扳倒开水瓶。喜欢户外活动而不喜欢待在家中，往往到处奔跑、跳跃。过马路时不顾危险，总是让大人绷着一根弦，担心他们的安危。在生活中行为急躁，喜怒无常，受不得半点委屈，有什么要求必须立即得到满足，否则就吵闹不休或破坏东西，甚至出现打人、咬人、抓人等攻击性行为。至少30％的患儿表现出挑衅或者对抗，特别是男孩。和小朋友一起做游戏时，克制能力差，随心所欲，不能按照规则轮流等待，幼儿园的教师常常抱怨其不遵守规则，喜欢捣乱、破坏，不能与其他小朋友进行集体游戏，与同龄人难以相处等，甚至有的 ADHD 儿童会出现无法接受幼儿园教育的问题。

与此同时，这一时期，注意力问题也开始逐渐显露出来，表现为注意力不集中、容易分心、不能专心致志地完成一件事情；和他们说话时显得心不在焉；告诉他们的事会马上忘掉，需要不停地提醒他们日常生活中的事情。由于这个年龄段学习任务不重，所以注意力问题尚未能够引起父母的关注。

3. 学龄期 ADHD 儿童的特点——注意缺陷、多动冲动

一旦 ADHD 儿童进入学校，学习成为他们的主要任务，ADHD 的典型症状就显现出来了。在学校里，他们上课时注意力不集中，容易被外界细小的动静所干扰；不能遵守课堂纪律，上课时不能保持安静，经常做小动作或与周围的同学讲话，或者对于老师的提问没有经过仔细思考就抢答。下课后与同学追逐打闹，高声叫喊。排队或做操时不服从指挥，不能耐心等待，总是擅自行动，影响秩序。由于缺乏坚持性，做作业成为一大难题，需要父母在旁边不停督促，有的孩子甚至"偷工减料"或干脆不做。在日常生活中，也总是拖拖拉拉，没有时间观念，早上喊不起，晚上不愿睡，就连穿衣和洗脸刷牙也需要不停催促。在学习方面，由于上课不专心听讲，不能汲取老师教授的知识，加上粗心马虎，难以注意细节，重复犯同样的错误，导致 ADHD 儿童出现学习成绩波动。ADHD 儿童的学习问题在一、二年级可能还不明显，等到三、四年级后，由于学习难度的增加，和同学之间的差距就逐渐明显起来。在伙伴关系方面，缺乏合作精神，争强好胜，不懂得谦让分享，因此常被其他孩子疏远和排斥。

刚上学的 ADHD 儿童天真无邪，个个认为自己是好孩子，但随着学习成绩

下降，行为问题导致适应困难，他们逐渐认可了自己不是好孩子。这种自我评价的降低是非常关键的，一旦认为自己不是好孩子，就丧失了进取心。到了童年晚期（9～12岁），30％～50％的孩子会发展为对立违抗性障碍和品行问题，如与父母/老师顶嘴、反抗权威、撒谎、私自拿别人的钱物、与其他孩子打架等。

4. 青春期 ADHD 患者的特点——学习困难、对立违抗

20世纪70年代以前，人们普遍认为ADHD儿童在青春期症状会好转。但近40年来对ADHD的长期追踪发现结果并不乐观。研究发现70％～80％诊断为ADHD的儿童到了青春期这些症状仍然会继续存在，58％的ADHD儿童表现为学习成绩不佳，25％～35％出现反社会行为或品行障碍（conduct disorder, CD），30％正在尝试或者已使用大麻或酒精、烟草。

进入青少年期，ADHD儿童会觉察到自己注意力不集中，常感到内心不安宁，不能静下心来做好一件事，脑子里常常同时冒出许多不必要的想法，赶也赶不走。多动的症状在这个时期会明显减轻，但与同龄人相比仍然可以察觉到他们多动的特征，例如在需要静坐的场合，身体的某一部位处于一种无目的的动作中，在桌子上敲手指或拿着圆珠笔转圈圈，腿在桌子下面不时摆来摆去等。做作业时常喜欢站着，要不就来回走动。别人说话时喜欢插嘴，干扰他人交谈。情绪易于兴奋，不合时宜地大笑，开玩笑时不顾他人感受，对同伴的玩笑则反应过强。这些行为常被认为是不成熟的表现。

青少年期ADHD最突出的表现是学习困难，这一问题随着年龄的增长愈加严重。由于中学学习内容比小学多，难度大，要求学生有更强的组织能力、注意细节的能力及耐力，ADHD儿童往往出现多门功课不及格的情况，导致厌学甚至辍学。由于青少年独立性增强，他们与父母的对抗更加明显，轻则不理睬父母、不按照要求办事，重则吵闹甚至大打出手。品行障碍和对立违抗性障碍、网络成瘾在这个年龄阶段成为更严重的并发症。ADHD青少年也存在情感障碍、自残甚至自杀风险，他们更容易抑郁。ADHD儿童在青少年时期不仅更容易抑郁，也更容易出现饮食障碍，尤其是神经性贪食，睡眠也不好，这都与自我控制能力有关。同时ADHD青少年患者相比同龄人更容易出现自杀念头，

会以自伤、自残来应对痛苦情绪。

5. 成年期 ADHD 患者的特点——工作绩效差、人际关系不良

越来越多的研究发现，50%～60%的 ADHD 会持续到成年，被诊断为成人 ADHD。与儿童期相比，成年 ADHD 绝大多数以注意缺陷为主要症状，最常出现的症状包括注意持续时间短、经常因外界刺激而分心、组织和安排一件事有困难、逃避需要大量持续用脑的任务、不能注意细节、常犯粗心所致的错误等。他们的受教育程度低于正常人群，在高中阶段接受特殊辅导的次数多，而考上大学的比例相对低。工作后他们的职业功能明显受损，由于缺乏自我监督，工作的条理性差，责任心不强，工作绩效差，经常被辞退工作，社会地位低下。成年 ADHD 患者管理财务的能力差，不能有计划地购物，不能按时付账而导致负债累累。健康观念差，不注意锻炼身体和适当饮食。很难与他人建立、维持友谊或亲密的人际关系，一些患者存在明显的婚姻问题。驾驶习惯差，常发生交通事故，违反交通规则、被吊销执照等。据报道，87%以上的成年 ADHD 终身至少共患一种其他的精神障碍，其发生率是一般人群的 6 倍，包括焦虑障碍、抽动障碍、物质滥用、情感障碍等。由于这些共患病的影响，成年 ADHD 的诊断及鉴别诊断更加困难，而且治疗难度相应增加，疗效也变得更差。

（四）不同性别的症状

男女 ADHD 在临床特征方面具有显著的差异。男童生性较女童爱动，好动的占大多数，所以，ADHD 男童多动的症状较为突出，多表现为"多动型"，而 ADHD 女童多动的症状则较少，多表现为"非多动型"。因此，如果仅从多动的角度来考虑 ADHD 的诊断，则男童的发病率要显著高于女童。近年来学界倾向于综合诊断 ADHD，诊断依据包括注意障碍、多动、冲动等，结果发现男女之间的差别并没有很大。女童虽然不多动，但注意力不集中，容易走神，自控能力差，仍然可诊断为 ADHD。曾有学者报道，去掉男童个性中较女童多动的因素，侧重在注意缺陷方面来考虑 ADHD 的诊断，则男女患病率之比在 1.5∶1～2∶1，性别之间的差异明显减少了。

为什么 ADHD 发病会有性别差异？可能有以下几个原因。

（1）遗传学因素：ADHD 是多基因遗传，女性和男性在遗传基因上存在差异，女性需要有更多的基因参与才能达到表型表达，因此发病率相对较低。但是如果是女童患病，则症状会更严重，预后也更差。

（2）围生期的因素：男性胎儿比女性胎儿在围产期更容易受到损伤和各种因素的影响。

（3）大脑成熟速度不同：研究表明，女童大脑成熟的速度要比男童快，对行为的控制要比男童早。

（4）社会文化因素：我国传统的社会和文化观念更鼓励男孩参加体育活动和游戏，这就造成男孩活动量比女孩大，活动范围也比女孩广，而女孩只限于从事较安静的活动，称为"与性别相关的社会学习强化行为"。同时有研究还发现，男孩的多动行为与母亲的严肃、不满、无同情心和惩罚严厉等性格有关，而女孩则未发现这种关系。

二、注意缺陷多动障碍的流行病学特点和危害

（一）注意缺陷多动障碍的流行病学特点

全球无论发达国家还是发展中国家，均有人群罹患 ADHD。ADHD 的患病率在世界各地各不相同，并且随着时间的推移，患病率一直处于上升状态。一项合并 33 项 1985—2012 年研究的 Meta 分析发现，7 万多名参与者中，3.4% 的儿童和青少年符合 ADHD 的诊断标准。丹尼尔森（Danielson）等利用美国全国儿童健康调查分析估计 2016 年有 610 万 2～17 岁的美国儿童（9.4%）被诊断患有 ADHD。穆罕默迪（Mohammadi）等对 2016—2018 年伊朗大规模人群进行调查，发现 6～18 岁儿童 ADHD 的患病率为 4%，男性高于女性（5.2% *vs.* 2.7%）。

国内，李世明等对 1979—2017 年 20 篇文献超过 8 万多儿童进行 Meta 分析得出，我国儿童 ADHD 总患病率为 5.6%。2018 年的一项横断面研究对随机抽取的国内 120 所农村小学 6719 名学生使用 ADHD 量表（第四版）进行筛查，发现有 7.5% 的学生患有 ADHD，且男性、低年级和认知能力较低的学生患

ADHD 的风险较高。2020 年全国性质的系统精神病流行病学调查结果显示，6～16 岁的儿童和青少年 ADHD 患病率为 6.4％，品行障碍共病率为 39.3％，对立违抗性障碍共病率为 24.0％，ADHD 的患病率与先前国内研究以及世界其他地区的研究基本一致。

近年来，成年 ADHD 也日益引起关注。许多研究表明，儿童的 ADHD 往往持续到成年期，影响其执行功能，导致情绪问题、睡眠问题和职业成就不足。当 ADHD 儿童成长至 25 岁时，约有六分之一的概率持续符合 ADHD 诊断表现，约有一半继续呈现残留的功能损害。申艳梅（Shen Yanmei）等对 2018 年国内医学院校的大学生进行调查后发现，5 693 名医学生中 ADHD 的患病率为 3.5％，且与自杀行为、焦虑和抑郁有密切关系。一项包括 6 项研究、5 300 名被试的 Meta 分析估计了成年 ADHD 的患病率在 2.5％左右。另一项包括 29 项研究、涵盖 13 个国家和地区、2.6 万余名被试的 Meta 分析显示，约 2.8％的成人符合 ADHD 诊断。

综上所述，ADHD 影响着相当一部分儿童青少年群体，最新的 Meta 分析结果显示，我国儿童青少年 ADHD 的总患病率为 6.26％（95％ CI：5.36％～7.22％），世界范围内的患病率为 7.2％（95％ CI：6.7％～7.8％）。

（二）注意缺陷多动障碍的危害

ADHD 症状通常在学龄期比较明显，少部分轻型 ADHD 儿童随着年龄的增长病情逐渐好转，但大部分如果不接受积极治疗，症状可延续至成年，且逐年加重。ADHD 不仅会对儿童自身造成负面影响，还会对家庭、社会带来危害。

1. 对个人的危害

轻型 ADHD 儿童只是在学习上无法集中注意力，不愿意学习，造成学习成绩下降；在行为上不能自控，不服管束。重型 ADHD 儿童的学习成绩下降明显，甚至不能跟班，难以完成义务教育学业；常常惹是生非，因缺乏自控力，长大后容易受不良环境的影响和诱惑，可发生打架斗殴、说谎偷窃，甚至走上犯罪道路。

2. 对家庭的危害

ADHD 儿童的家长常因孩子上课注意力不集中、扰乱课堂秩序、招惹同学甚至厌学、逃学而被老师叫去批评，家长又羞愧又恼火，回家后便对孩子进行责骂、棍棒教育，使孩子对家长产生对抗、仇恨情绪，影响家庭和睦。

3. 对学校的危害

在学校里，ADHD 儿童常常扰乱课堂秩序，不听从老师的指令，严重的甚至打架斗殴、偷窃破坏，即使老师花很大精力也收效甚微。如果一个班多几个这样的孩子，则教学质量必然受到影响。

4. 对社会的危害

重型 ADHD 儿童到青少年时期，因自控能力差，容易受不良习气的引诱而走上犯罪道路。如得不到及时治疗，到成年后，由于自控力差、冲动、好逸恶劳、贪图享受，往往犯罪率高，屡教不改成为惯犯，影响社会的安定。

三、注意缺陷多动障碍的病因和发病机制

自从发现 ADHD 儿童与正常儿童不同，人们就一直致力于寻找 ADHD 的病因。20 世纪 80 年代以来，ADHD 的病因学研究有了长足的发展，对 ADHD 儿童的脑发育及其行为机制有了更多的了解。虽然 ADHD 的病因和发病机制目前仍不清楚，但是目前认为 ADHD 是由生物学因素和社会心理因素协同作用造成的一种综合征。

（一）生物学因素

1. 遗传因素

（1）家系、双生子和寄养子研究：遗传学研究是近年来 ADHD 病因学研究发展最快的领域之一。家系研究、双生子和寄养子的研究均支持遗传因素是 ADHD 的重要发病因素，平均遗传度约为 76％。研究发现，如果一个孩子患有 ADHD，家庭里的其他成员患 ADHD 的风险比一般人高 5 倍。双生子研究发现当双生子之一患有 ADHD，同卵双生子（由一个细胞分裂而来的孩子）患 ADHD 的概率为 79％，而异卵双生子（由两个细胞分裂而来的孩子）仅为 32％，但仍然比一般人群高 6～10 倍。寄养子（父母把孩子从小送给别人抚养，

这些孩子没有受到亲生父母教养方式的影响）研究发现，无论寄养家庭的经济、教育和患病情况如何，有心理异常的父母寄养出去的子女比正常父母寄养出去的子女患 ADHD 的可能性更大。

以上家系、双生子和寄养子研究的结果都证实了 ADHD 发病的家族聚集性特点。虽然到目前为止，对 ADHD 遗传方式的解释还没有达到令人满意的程度，但多数研究认为 ADHD 的遗传是多基因、多阈值遗传。

（2）分子遗传学研究：对于 ADHD 的遗传方式，至今未找到明确的答案，目前多数学者认为 ADHD 为多基因遗传性疾病。分子遗传学研究发现儿茶酚胺类［多巴胺（dopamine, DA）、去甲肾上腺素（norepinephrine, NE）和5-羟色胺］神经递质通路上的受体、转运体、代谢酶等多个基因可能是 ADHD 的易感基因。全基因关联研究也发现该疾病与多个基因相关。还有研究报道基因之间存在交互作用。尽管如此，目前尚无明确的结论。

2. 神经发育障碍

已有证据显示，被诊断患有 ADHD 的大脑有几点与众不同之处，可以将它们归为中枢神经递质水平降低、大脑结构异常和大脑功能异常这几类。

（1）中枢神经递质水平降低：神经递质是脑神经细胞之间传递信息的化学物质，由上一神经元细胞的突触前膜释放到突触间隙，再被下一神经元的突触后膜所吸收，以此传递信息产生生理效应。多巴胺和去甲肾上腺素是与 ADHD 有关的神经递质。多巴胺在面对奖赏时的警觉性、专注性和敏感性方面起关键作用。在与动机、努力和自我调节直接相关的几条主要大脑通路中，多巴胺扮演着核心神经递质的角色。多巴胺的水平过高会使人精神错乱，太低会让人动弹不得。去甲肾上腺素则在控制冲动过程中起着重要作用。研究发现，在 ADHD 患者的大脑中，这种重要的化学物质存在一些问题——不是分泌太少，就是受体太少，或者不能发挥作用。但是目前还没有办法检测中枢神经递质水平，以下证据间接支持上述观点：

1）影响中枢神经递质的药物——中枢兴奋剂可以改善 ADHD 儿童的行为。

2）动物试验显示，中枢兴奋剂可提高多巴胺和去甲肾上腺素在大脑中的含量。

3）使用药物破坏幼年大鼠和狗的大脑中富含多巴胺的通路，结果这些动物长大后变得相当多动。而在给这些动物使用中枢兴奋剂治疗后多动症状会减轻。

4）研究检查 ADHD 儿童的脑脊液，发现多巴胺含量的减低与多动行为相关。

5）分子遗传学研究发现许多与多巴胺、去甲肾上腺素、5-羟色胺有关的基因与 ADHD 存在关联。

（2）大脑结构异常：美国国家心理健康研究所的菲利普·肖（Philip Shaw）团队对 ADHD 儿童及其对照组的脑皮质进行了一系列定期脑扫描。在正常的发育过程中，一般人的额叶皮质在 6 岁左右达到最大厚度，但在对 200 多个 ADHD 儿童的调查中发现，他们的额叶皮质直到 9 岁或更晚才达到最大厚度，这表明 ADHD 儿童的大脑发育与对照组存在 3 年或更大的差距。到了青春期，额叶皮质会明显变薄，但 ADHD 儿童的额叶皮质厚度仍然小于对照组的。菲利普·肖的研究团队还发现，ADHD 儿童症状的严重程度与皮质增厚程度有关。

（3）大脑功能异常：功能性磁共振成像（functional magnetic resonance imaging，fMRI）通过分析血流模式揭示了人们在执行不同认知任务时大脑的哪些部分被激活。许多运用该技术的研究显示，在短时记忆、注意力或其他方面的认知测试时，参与学习和自我调节的额叶与更深结构间通路的激活模式在 ADHD 患者的脑中表现得尤其低效，也就是说，ADHD 患者的大脑并不能像正常发育个体的大脑一样顺畅、高效地发挥功能。一项 Go/No-Go 的研究发现，ADHD 儿童的大脑激活比正常儿童增多，但其所激活的脑区并非是与抑制控制相关的大脑环路，也就是说，ADHD 儿童控制冲动的脑区功能不足。为了控制自己不去按键，大脑出现广泛性代偿，并且集中在后部脑组织，而其控制效率低下，出现失误多。

3. 环境因素

1）母亲在孕期和围生期直接或间接吸烟、饮酒、感染、中毒、营养不良、服药、产前应激，胎儿宫内窘迫、出生时脑损伤、出生窒息、低出生体重等，都会增加儿童患 ADHD 的风险。

2）铅暴露、双酚 A 等环境暴露可导致 ADHD 患病风险增加。

3）长期摄入富含加工肉类、比萨、零食、动物脂肪、氢化植物油和盐等的食物也是 ADHD 的危险因素。

（二）社会心理因素

1. 不良的家庭环境

ADHD 儿童的家庭常常不和谐，家庭成员之间情感交流差，家庭气氛紧张，经常争吵。由于家庭关系不稳定，孩子从小缺乏安全感，情感的需求得不到满足，这样的家庭氛围不利于患儿紧张情绪的宣泄，可能导致过度活动和注意力不集中。

ADHD 儿童的父母比正常儿童的父母存在更多的婚姻问题，离婚率高。这种婚姻不和谐可能与父母处理儿童不良行为的方法不一致有关，也可能与父母本身的个性有关，例如急躁、以自我为中心、不会为他人着想等。

社会经济地位低、父母受教育程度低的家庭，一方面忙于生计而无暇照顾孩子，另一方面缺乏教育孩子的知识，因而常常忽视孩子的内心感受，多采用简单粗暴的管理方式，这也是 ADHD 的易感因素。

2. 父母的心理问题

对 ADHD 儿童的家庭成员调查发现，有严重攻击、挑衅和反社会行为的 ADHD 儿童，其父母常有酒精和药物滥用状况或反社会性格；而没有攻击行为的 ADHD 儿童，其父母出现上述心理问题的发生率低，说明父母的心理问题导致紊乱的家庭生活可能直接促成儿童的攻击和反社会行为。

较多 ADHD 儿童的父母有神经质，尤其是母亲，常常有抑郁的情绪。其原因可能是母亲对于孩子难以管理的一种心理反应，也可能是母亲本身就有抑郁症。抑郁会使母亲产生自责和无助感，降低了管理孩子的能力，以至于在教育孩子的时候缺乏耐心，孩子轻微的错误都会引起父母强烈的情绪反应。

3. 不当的养育方式

由于 ADHD 儿童从小就不好管理，父母对孩子往往采用说教、压制、惩罚的养育方式。长期追踪观察发现，父母对孩子缺乏理解、经常打骂孩子，会严重影响儿童的情绪和行为发展，导致异常行为的发生和发展。早期受到虐待可严重损害儿童的情绪调控能力、自我意识和社会交往能力的发展，他们会出现与同伴相处困难、学业不佳、行为异常，严重的会出现抑郁、物质滥用等。

四、 注意缺陷多动障碍的评估和诊断

ADHD 临床表现为与年龄不相符的注意力不集中、多动和冲动三大主要特征。当这些症状持续、广泛地出现在多个场景，且影响学业、人际交往等功能时，才考虑 ADHD。目前，ADHD 诊断尚缺乏特异性的指标，主要依靠临床访谈和评估。2015 年出版的《中国注意缺陷多动障碍防治指南》(第 2 版)建议采用美国精神医学会制定的《精神障碍诊断与统计手册》(第 5 版) [*Diagnostic and Statistical Manual of Mental Disorders* (5th *edition*)，DSM‐5] 的诊断系统。ADHD 儿童在明确诊断后需要长期规范的治疗，因此在诊断时需要全面、详细地收集来自父母、教师等多方的信息，必要时进行心理评估和实验室检查。《中国注意缺陷多动障碍防治指南》(第 2 版)建议诊断流程是"诊断线索→病史收集→临床检查与评估→辅助检查→诊断与鉴别诊断"。

(一) 诊断线索

不同年龄的 ADHD 表现有所不同。当出现以下问题时，临床医生应考虑进行 ADHD 的评估 (表 2‐2)。

表 2‐2 不同年龄 ADHD 儿童的诊断线索

年龄	诊 断 线 索
学龄前期	1) 过分喧闹和捣乱，不好管理，惹人厌烦 2) 有明显的攻击性行为，经常惹祸 3) 无法接受幼儿园教育

续　表

年龄	诊断线索
学龄期	1）不安静/好动 2）注意力难以集中 3）好发脾气/行为冲动/自我控制能力差 4）伙伴关系不良 5）学习成绩不佳 6）对抗、不服从/品行问题
青少年期	1）自我感到难以集中注意力 2）学习成绩大幅度下降、厌学 3）做事不考虑后果，经常跟父母顶嘴、与老师争执，在同学间缺乏合作精神，对一些不愉快的刺激做出过分反应等

（二）病史采集

ADHD 的诊断不能仅仅靠量表评估或短时间的观察，而是需要全面的病史询问，目的是围绕 ADHD 的诊断标准，梳理 ADHD 核心症状的严重程度、持续时间、出现的场合、功能损害的严重程度以及可能的原因。

1. 现病史

儿童的病史主要由父母或主要监护人提供，还可以请教师、亲戚、邻居、同伴等进行补充。为了有效地利用初诊的时间，应该以注意缺陷和多动冲动两大核心症状的询问作为最重要的切入点，集中围绕 ADHD 的主要临床表现、病程、共患病、社会功能和影响因素进行（表 2 - 3、2 - 4）。

表 2 - 3　注意缺陷的病史询问

要点	病史询问
持续时间	注意力不集中有多长时间
发生场合	什么情况下不集中（如听课、做作业、日常生活、玩耍等）
严重程度	能集中多长时间； 不集中的具体表现

续　表

要点	病 史 询 问
功能损害	是否能自己完成作业； 测试和考试时是否能完成； 晚上作业做到几点； 睡眠和晨起是否有影响； 起床后是否存在麻烦； 学习成绩如何
鉴别诊断	上课是否能听得懂（智力、语言）； 上学是否开心（精神、心理）； 有什么担心、害怕（精神、心理）； 睡眠如何（睡眠、呼吸道）； 身体有什么不舒服（躯体疾病）； 是否有特别事件发生（应激反应）

表 2-4　多动冲动的病史询问

要点	病 史 询 问
持续时间	多动有多长时间
发生场合	什么情况下多动（听课、做作业、日常生活、玩耍等）
严重程度	什么表现
功能损害	无法上课； 难以完成作业； 受伤/弄伤同伴/闯祸； 同学不愿与他/她玩，少/无朋友； 家长抱怨磕磕碰碰状况多； 学校反映不守纪律，和同伴冲突
鉴别诊断	上课是否听得懂（智力、语言）； 上学是否开心（精神、心理）； 有什么担心、害怕（精神、心理）； 睡眠如何（睡眠、呼吸道）； 身体有什么不舒服（躯体疾病）； 是否有特别事件发生（应激反应）

注：严重程度参考——坐不定，小动作；插嘴，与人讲话，叫喊；离开座位，离开教室；招惹同学，引起纠纷；打架，争吵。

2. 个人史

了解出生史、生长发育史、生活史、既往史以及家族史，既有助于分析病因和可能的影响因素，也为治疗奠定基础。

（1）出生史：

1）胎儿期：孕妇严重感染（特别是妊娠 3 个月内的病毒感染）；接触 X 线照射、药物或化学物品，使用毒品，吸烟，饮酒；先兆流产，妊娠高血压综合征；母亲患严重躯体疾病（如心、肝、肾功能不全，败血症）。

2）围生期：出生胎龄；出生体重；出生时窒息史；新生儿期惊厥、黄疸、颅内出血。

（2）生长发育史：

1）运动发育：抬头、独坐、爬行、独站、独走、跑、跳的月龄。

2）语言发育：咿呀学语、讲单词、说短句、叙述一个简单故事或一件事情的年龄。

3）自行控制大小便的年龄。

（3）生活史：

1）养育方式：溺爱放任、粗暴打骂、冷漠忽视、民主接纳。

2）父母以及整个家庭成员在教育问题上是否意见一致。

3）父母对儿童学业的期望。

4）亲子之间、整个家庭成员之间的相互关系。

5）家庭有无重大生活事件：父母经常吵架、分居、离异等。

（4）既往史：医生需要了解孩子过去患病的历史，有时多动表现仅仅是某种躯体疾病的结果，例如视觉或听觉损害、甲状腺功能亢进症、癫痫、精神病、严重的头部外伤或严重的颅内感染等，这些情况需要与 ADHD 相鉴别，以治疗原发病为主。

（5）家族史：医生需要了解家庭成员的相关信息。父母受教育程度和职业、父母本身的心理状况，这些信息有助于了解孩子的问题及提出更为有效的治疗建议。还需要了解家族成员中是否有人患有精神疾病，是否有学习问题及行为问题，是否有慢性疾病等。

（三）临床检查与评估

1. 检查性交谈

对于有一定表达能力的儿童，特别是 6 岁以上的儿童，直接与儿童交谈是非常有价值的，这称为"检查性交谈"，其目的是对 ADHD 的症状进行评估。在与儿童进行交谈的时候，医生要采用亲切、真诚、同情的态度，配以柔和的语调、微笑的表情，耐心倾听，这样可使儿童感到安定、亲切、可信，易于将自己的想法无保留地说出来。交谈时可以观察儿童的表现、行为、发育技能，观察时间的长短取决于儿童的年龄和智力，以便于儿童理解。当然，不能仅仅根据观察所获取的信息就轻易下结论，因为很多儿童在诊室里的言谈举止不像在家里那么典型，诊室这一新环境可能限制了儿童某些行为的再现。通过对儿童的询问进行 ADHD 症状的评估，了解儿童的内心体验（如焦虑、抑郁、恐怖、愤怒等）以及精神状况（如幻觉、妄想、自杀意念等）。具体问题可包括以下内容："你今天为什么来看医生（孩子自己的感觉以及父母是怎么对他说的）？""是否认可父母所讲述的问题？""是否喜欢去上学？""喜欢学习哪门功课，不喜欢学习哪门功课？""是否认识到自己在课堂上存在的问题以及因为这些行为受到批评？""在学校里是否有好朋友？ 别人为什么不喜欢和你一起玩？""有什么爱好？ 喜欢哪些体育活动？""希望自己在家里或在学校有什么改变？"……

如果怀疑儿童有其他问题，还需要进行相应的提问，例如简单检查智力。在和儿童交谈的过程中，应当对儿童及时进行鼓励，以期建立良好的关系，为进一步的合作打下基础。

2. 体格检查

体格检查的目的在于排除神经系统疾病以及由于其他缺陷引起的类似于 ADHD 症状的疾病，如体格发育异常、视力异常、听力异常、鼻炎、扁桃体肿大、心率异常、血压异常、神经系统阳性体征。同时确定是否存在使用 ADHD 药物的禁忌证。

3. 神经心理评估

神经心理评估为临床提供标准化、数据化、相对客观的资料，已经成为

ADHD重要的辅助诊断工具。但需要注意的是，不能仅仅凭借神经心理评估的阳性结果就作出诊断。因为这样的阳性结果可能是不同原因导致的，除ADHD之外，其他原因如环境适应不良、过度紧张担忧、智力障碍、语言障碍、睡眠障碍等也可导致类似的结果。

（1）评估ADHD症状的量表：SNAP-Ⅳ评定量表（Swanson, Nolan and Pelham Rating Scales, SNAP-Ⅳ）既可以用于ADHD诊断时判断核心症状的严重程度，又可以用于ADHD治疗后症状的改善以及是否达到临床缓解的评估。

SNAP-Ⅳ评定量表根据DSM-Ⅳ诊断标准编制，主要用于6～18岁儿童青少年的ADHD筛选、辅助诊断和治疗效果与症状改善程度的评估，为父母和教师共用。临床上常用的SNAP-Ⅳ版本有：①18项版本，其中1～9项为注意缺陷症状。10～18项为多动冲动症状。②26项版本，其中1～18项为ADHD核心症状（注意缺陷、多动冲动），19～26项为对立违抗性障碍症状。③90项版本，包括常见的精神障碍症状描述，可用于ADHD的鉴别诊断。最常用的版本是SNAP-Ⅳ 26项版本。

SNAP-Ⅳ评定量表采用4点评分法："完全没有"记0分；"有一点点"记1分；"还算不少"记2分；"非常多"记3分。对于注意缺陷、多动冲动2个分量表分别计算总分、平均分或记录每个分量表得分为2分或3分的项目数，并依此分别判断为注意缺陷为主要表现、多动冲动为主要表现和混合表现。如果某一分量表的得分≤13则为"正常"，13～17分为"轻度异常"，18～22分为"中度异常"，23～27分为"重度异常"；或者如果某一分量表平均分≤1，为"正常"，≥2则为"异常"；或者如果某个分量表中得分为2分或3分的项目数≥6项，则为"异常"。SNAP-Ⅳ常用作治疗效果的评估工具，当注意缺陷与多动冲动2个分量表的平均分≤1时，判断为治疗达"缓解"。对于对立违抗分量表，如果得分为2分或3分的项目≥4项，则判断为"异常"。

（2）评估ADHD共病的量表：

1）Conners评定量表：包括Conners父母症状问卷（parent symptom questionnaire, PSQ）和教师评定量表（teacher rating scale, TRS）。目前常用

的是 1978 年版的父母用 48 项、教师用 28 项量表。PSQ 包括 5 个分量表：品行问题、学习问题、心身问题、冲动-多动、焦虑分量表。TRS 包括 3 个因子：品行问题、多动、注意缺陷-被动因子。另外，研究者还设计了仅有 10 条的简明症状问卷（即多动指数），用于筛查儿童 ADHD 及疗效跟踪。按照 0～3 四级评分，将项目得分相加除以项目数即为 Z 分。多动指数≥1.5 作为划界分，得分大于此分即有 ADHD 可能。

2）儿童困难问卷（questionnaire-children with difficulties，QCD）：用于评估 ADHD 儿童在一天中不同时间段的日常生活困难程度。该量表由家长或监护人填写，评估 6～18 岁儿童青少年最近 1 周内的表现，包括清晨/上学之前、学校、放学后、晚上、夜晚、总体行为 6 个维度。每个条目按 0～3 级评分，得分越低代表遇到的困难越多，得分在 30 分以下考虑功能受损。

3）长处与困难问卷（strength and difficulty questionnaire，SDQ）：用于评估 4～16 岁儿童青少年行为和情绪问题，分父母版、教师版、学生自评版（11 岁以上）。该量表共有 25 个条目，每个条目按 0～2 三级评分，由此评估出情绪症状、品行问题、多动、同伴交往问题和亲社会行为 5 个因子及困难总分，困难总分由情绪症状、品行问题、多动、同伴交往问题构成。

4）Achenbach 儿童行为量表：包括父母用儿童行为评定量表（child behavior check list，CBCL）、教师报告表（teacher report form，TRF，用于 5～18 岁儿童）和青少年自我报告表（youth self-report，YSR，用于 11～18 岁青少年），形成了对儿童较全面评估的量表系列。CBCL（1991 版）分社会能力和行为问题两部分。行为问题分为 8 个分量表，包括退缩、躯体主诉、焦虑/抑郁、社交问题、思维问题、注意问题、违纪行为、攻击性行为分量表，其中注意问题分量表对 ADHD 有较好的识别能力，其他分量表可以用于评估共病。TRF 和 YSR 的分量表与 CBCL 相似，也可以评估适应能力和行为问题。

5）儿童焦虑性情绪障碍筛查表（the screen for child anxiety related emotional disorders，SCARED）：用于 8～18 岁儿童青少年焦虑障碍的自评。该量表由 41 个条目组成，通过因子分析提取 5 个因子，平行于 DSM - IV 对焦虑障碍的分类，包括躯体化/惊恐、广泛性焦虑、分离性焦虑、社交恐怖、学校恐怖。另外，从每个因子中提取负荷最高的一项，组成简明焦虑量表。每个条目按0～2三级评分，所有得分相加得到总分，得分高提示存在焦虑。

6）儿童抑郁障碍自评量表（depression self-rating scale for children, DSRS）：用于8～14岁儿童自评当前抑郁症状和抑郁病史。该量表共有18个项目，每个条目按0～2三级评分，所有得分相加得到总分，得分高表示存在抑郁。

7）儿童自我意识量表（the Piers-Harris children's self-concept scale, PHCSS）：由皮尔斯（Piers）和哈里斯（Harris）编制，用于评估ADHD儿童是否存在自尊低下，适用于8～16岁儿童、青少年自评。该量表共含80个条目，由6个分量表组成，即行为、智力与学校情况、躯体外貌与属性、焦虑、合群、幸福与满足。得分低表示自我意识水平下降。

（3）评估社会功能的量表：Weiss功能缺陷量表（父母版）（Weiss functional impairment rating scale-parent report，WFIRS-P）用于评估ADHD儿童的社会功能受损程度，也可以用于评估治疗后社会功能的改善。

WFIRS-P量表是根据ADHD疾病特点而编制的，唯一一个评定特定领域功能损害的工具，可灵敏反映ADHD儿童社会功能的精细损害情况，还可灵敏反映治疗效果的变化情况。该量表由父母或监护人评定，包括50个条目，涵盖家庭、学习和学校、生活技能、自我管理、社会活动、冒险活动共6个功能领域。每个条目按照0（从不）、1（有时）、2（经常）、3（总是或频繁）进行四级评分。各分量表每一个项目得分相加后得到各维度的量表分，并计算量表总分和平均分。当任一功能领域至少有2项得2分或1项得3分或平均得分＞1.5时，可认为临床上存在功能损害。

（4）评估注意力的测验：主要测试注意稳定、选择性注意、注意和抑制功能。

1）持续性操作测验：国外有十多个版本的持续性操作测验（continuous performance task，CPT）用于注意稳定性障碍的评定。CPT是一系列的刺激或成对的刺激随机快速呈现，要求儿童对指定目标反应。根据感觉通道的不同，分为视觉CPT和听觉CPT。测验结果用漏报错误数和虚报错误数来表示，漏报数反映被试者的持续性注意，错报数反映被试者持续注意和冲动控制。

2）划消测验：划消材料为简单的符号、字母、图形和数字等，要求被试者在短时间内准确知觉某个对象，并迅速将其划去，评估注意稳定性。注意稳定性的发展受年龄、性格、兴趣、知识水平等多种因素的影响，也是神经系统兴奋和抑制能力发展的结果。

3）Stroop测验：Stroop测验（亦称"色词测试"）指字义对命名的干扰现象。斯特鲁普（Stroop）于1935年发现，当使用的刺激字与书写所用的颜色相矛盾时，例如，用绿颜色写出"红"字，要求被试者不念这个"红"字，而说出书写用的颜色，即"绿"，结果被试者的反应时间比单纯读出该字的反应时间要长些，说明字色矛盾时认知过程受到干扰，即说出字的颜色受到字的意义的干扰。Stroop测验包括读出单词、颜色命名、说出书写该词之墨迹的颜色。在"色词"命名中，被试者必须抑制读词而说出其颜色。色词测试不仅可用来测量选择性注意，还可以对大脑执行功能进行评定，包括语言阅读的流畅性、信息加工速度，还能反映受试者选择性地抑制无关刺激和冲动控制能力。

4）Go/No-Go任务：Go/No-Go任务是先进行反应控制，然后进行刺激控制的一组心理测验。测定注意和抑制，即注意与任务相关的信息加工过程，同时抑制无关信息。

5）威斯康星卡片分类测验（Wisconsin card sort test，WCST）：包括4张刺激卡片和128张反应卡片。每张卡片绘有红、绿、蓝、黄不同颜色，十字形、圆形、五角星形、三角形不同形状，以及1～4不等数量的图案。其分类原则顺序为颜色、形状、数量。当被试者连续10次分类正确时，主试即转换到下一个形式的分类，依此类推。当完成3种形状的分类后，再重复一遍。完成正确分类6次（或者未完成6次，但全部用完所限次数），即可结束测试。输出：①分类次数；②概括力水平百分比；③持续性错误数；④持续性反应；⑤非持续性错误数；⑥全部错误数；⑦完成作业时间。

（5）智力评定：

1）Wechsler儿童智力量表（Wechsler intelligence scale for children，WISC）：即韦氏儿童智力量表，是国际上应用最广泛的智力测验量表，包括学龄前期（4～6岁）、儿童（6～16岁）和成人（16岁以上）3个年龄阶段的版本。Wechsler学龄前儿童智力量表（Wechsler preschool and primary scale of intelligence，WPPSI）包括言语量表和操作量表两大部分。言语量表包含5个分测验，分别是常识、词汇、计算、类同、理解；操作量表包含5个分测验，分别是动物房、图片填充、迷宫、几何图案、木块图案。Wechsler儿童智力量表同样包含言语量表和操作量表两大部分。言语量表由常识、类同、算术、词汇、理解和背数6个分测验组成，操作量表由填图、排列、积木、拼图、译码和迷津6个分测验组成。

ADHD儿童的智力多在正常水平或处于边缘智力水平［总智商（intelligence quotient，IQ）在70～90之间］。35％的ADHD儿童表现为言语智商和操作智商发展的不平衡。其中操作智商优于言语智商者为多。换句话说，ADHD儿童言语智商受损更明显。造成这种结果的原因可能与ADHD儿童注意力难以集中、存在空间感知觉障碍及神经生理功能发育延迟有关。以注意缺陷为主的ADHD儿童在记忆-注意因子分上也会体现出来，而记忆-注意因子主要负荷于韦氏儿童智力量表的算术、数字广度和译码三个分测验上，这三个分测验的得分明显低于平均值或低于其他分测验得分，也提示患儿在记忆-注意方面存在缺陷。

2）Raven推理测验（Raven's progressive matrices，RPM）：是由英国心理学家雷文（Raven）于1938年设计的非文字智力测验，主要测量一般因素中的推理能力，它可排除或尽量克服知识的影响，适合年龄5.5～70岁的患者。

（四）辅助检查

1. 常规检查

一般常规检查包括身高、体重测量，血常规、尿常规、肝肾功能、心电图等检查，以便于了解儿童的基本躯体情况，排除用药禁忌，也有助于在治疗中监测药物的不良反应。

2. 脑电图

45％～90％的ADHD儿童脑电图存在异常，大多数为轻至中度异常，表现为慢波增多，调幅不佳、不规则，基线不稳，β波的频率及波幅均较低，α波的频度增加。上述异常是一种非特异性改变，提示大脑功能成熟的延迟，而不是脑损伤的结果。随着年龄的增长，慢波活动有逐渐减少的趋势。如果儿童有高热惊厥史、抽搐史或抽搐家族史，应当检查脑电图以排除癫痫。对于疑似失神发作的注意力异常，也应进行脑电图检查，并及时转诊至神经科。

3. 脑诱发电位和脑电涨落图

研究显示，ADHD 儿童主动注意时脑诱发电位中的晚成分波幅较小，而被动注意时波幅降低不多，主动-被动状态之间诱发电位的变异率减小；在选择性注意时，事件相关诱发电位的 N1－P2、P3 波幅明显降低或延长。脑电涨落图发现 ADHD 儿童额区和颞区异常，常出现 α 波能量分布不集中、α 波慢化及 α 波左右不对称。ADHD 儿童脑电超慢波谱结果也提示神经递质间可能存在协同功能异常。但这些检查在个体诊断中的作用尚待进一步探讨。

4. 神经影像学

如果怀疑有先天性颅脑发育畸形或其他器质性疾病，可以进行 CT、MRI 等检查。近年来国内外对 ADHD 儿童脑结构及功能的磁共振成像进行了大量研究，较为一致的发现是 ADHD 儿童额叶-纹状体和额叶-顶叶环路异常。但这些尚处于研究阶段，对临床诊断和治疗尚无具体指导作用。

（五）诊断标准

《中国注意缺陷多动障碍防治指南》（第 2 版）建议采用 DSM－5 作为 ADHD 的诊断标准，以确保诊断的标准性，减少诊断方法的差异。需要同时符合 DSM－5 诊断标准的 A、B、C、D、E 才能诊断 ADHD。

以下是 DSM－5 中关于 ADHD 的诊断标准。

1. 诊断标准 A

一种持续的与年龄不相符的注意力不集中和/或多动冲动，干扰了功能或发育，以下列（1）和/或（2）为特征。

（1）注意缺陷：至少要符合下列 9 条症状中的 6 条（17 岁及以上的青少年和成人，至少需要符合 5 条），持续 6 个月以上，且达到与发育水平不相符的程度，并直接负性地影响社会和/或学业/职业活动（表 2－5）。

表2-5 ADHD-注意缺陷的诊断标准

症状	说明
经常难以注意细节，或在写作业、工作或其他活动中出现漫不经心的错误	例如，忽视或遗漏细节，工作不精确
在完成任务或游戏活动中常常难以维持注意	例如，在听课、对话或长时间阅读中难以集中注意力
别人对他（她）讲话时，常常表现为没有在听	例如，即使在没有任何明显干扰的情况下，都显得心不在焉
经常无法始终遵循指令，以致无法完成作业、家务或工作任务（不是因为违抗行为或不理解指令）	例如，可以开始任务但很快就失去注意力，容易分心
经常难以组织任务和活动	例如，难以有条理地管理任务，难以把物品有序放置；凌乱，工作没有头绪；不良的时间管理；不能按时完成任务
经常回避、厌恶或不情愿从事那些需要保持精力的任务	例如，学校或家庭作业；对于青少年或成人来说，则为在准备报告、完成表格或阅读冗长文章时感到困难
经常丢失任务或活动所需的东西	例如，学习用品、钱包、钥匙、眼镜、文件、手机等
经常容易受外界干扰而分神	对于青少年和成人，干扰可能包含不相关的想法
经常在日常活动中忘记事情	例如，忘记做家务、外出办事；对于青少年和成人来说，则为忘记回电话、付账单、遵守约定等

（2）多动冲动：至少要符合下列9条症状中的6条（17岁及以上的青少年和成人，至少需要符合5条），持续6个月以上，且达到与发育水平不相符的程度，并直接负性地影响社会和/或学业/职业活动（表2-6）。

表 2 - 6　ADHD - 多动冲动的诊断标准

症状	说明
经常手脚动个不停或在座位上扭动	—
经常在教室或其他需要静坐的场合离开座位	例如，离开他/她所在的教室、办公室或其他工作场所，或在其他需要待在原地的情况下离开
经常在不适宜的场合跑来跑去或爬上爬下	例如，对于青少年和成人来说，可以仅限于感到坐立不安的主观感受
经常难以安静地玩耍或参加娱乐活动	—
表现出持久的过分活动，社会环境的约束或他人的要求无法显著改变其症状	例如，在餐厅、会议中难以长时间静坐；他人感觉其坐立不安、难以忍受
经常讲话过多，不能对社会规则做出恰当的反应	—
经常在提问还没有结束之前就把答案脱口而出	例如，抢接别人的话，交流时总不能等待
在游戏或有组织的场合常不能排队或按照顺序等候	—
经常打断或侵扰他人	例如，打断他人对话、游戏或活动，没有询问或未经允许就使用他人的东西；对于青少年和成人，干扰或打断他人正在做的事

2. 诊断标准 B

注意缺陷或多动冲动等症状在 12 岁前就已存在。

3. 诊断标准 C

注意缺陷或多动冲动等症状存在于两个及以上场合（如学校、家庭或工作中；与朋友或亲属互动中；其他活动中）。

4. 诊断标准 D

有明确的证据显示，这些症状对社会适应、同伴交往、情绪控制、学业/职业表现或家庭生活等功能造成了明显的影响或干扰。

5. 诊断标准 E

这些症状不能仅仅出现在精神分裂症或其他精神病性障碍的病程中，也不能用其他精神障碍来更好地解释（如心境障碍、焦虑障碍、分离障碍、人格障碍、物质中毒或戒断等）。

值得注意的是，注意缺陷和多动障碍可以由其他原因引起，也可能是一过性的。当一个各方面都很正常的儿童，突然出现明显的注意力问题和多动冲动问题，首先要考虑是否与学习压力所致的适应障碍，父母离异、亲人去世等所致的焦虑、抑郁等相关，这些生活事件引起的境遇性注意力不集中和多动常常在 6 个月内消失。因此，DSM - 5 中规定的"符合症状标准和严重标准至少 6 个月"这一病程标准，旨在强调 ADHD 儿童这些行为的持续存在，排除其他原因所致的注意力不集中和多动冲动。

此外，DSM - 5 中将年龄标准修改为"注意缺陷或多动冲动等症状在 12 岁前就已存在"，将年龄标准推后是因为考虑到一些 ADHD 儿童 IQ 较高，社会能力较好，在小学阶段学业压力不大的情况下可能没有导致明显的社会功能损害。等到了中学阶段，由于学习压力的增大，社会功能损害就显现出来了。为了使这部分孩子得到帮助，就将年龄标准放宽。

注意力不集中、多动冲动可以见于正常儿童，因此如何区别 ADHD 儿童和正常儿童，评价社会功能损害程度起到了关键作用。只有当这些行为的程度明显超过正常，损害了儿童的社会功能时才能诊断。

（六）鉴别诊断

1. 正常儿童的活动水平高

正常活泼儿童的好动，一般发生在 3～6 岁，男孩子比较多见。正常活泼儿童尤其是学龄前期儿童在生长发育过程中，天真活泼、调皮爱动、对新鲜事物或陌生环境有好奇心，表现为好动和注意力集中短暂。他们的活动过度常常是在环境允许的场合下，多动常常是出于某种动机，欲达到某个目的，其行为多呈"有始有终"的完整活动过程，且能够有效控制自己的行为，如在课间或者在操场上活动明显增多，与同学们打打闹闹，但到了在教室里该听课的时候，他们可以安安静静地坐下来听课。而 ADHD 儿童的多动行为常具有冲动性、冒险性和破坏性，与自己的年龄不相适应，不分场合，事先缺乏缜密的考虑，事后不计后果。两者鉴别的要点是社会功能是否受损。

参照《儿童及青少年精神和统计分类手册》［*The Classification of Children and Adolescent Mental Diagnostic and Statistical Manual of Primary Care*，DSM‑PC（v65.49、v40.3）］，正常儿童在婴幼儿期、学龄期及青少年时期的多动冲动行为见表2‑7。

表2‑7　正常儿童在婴幼儿期、学龄期及青少年时期的多动冲动行为

年龄	多动冲动行为	行为表现
婴幼儿	常很活跃、冲动，使精力不足或无耐性的成年人感到烦恼	对刺激应答有个体差异，部分婴幼儿可对触觉、声响、光线有过度活跃的反应，表现为扭动、躲避或活动过多的愉快应答
学龄儿童和青少年	儿童游戏时候很兴奋；可出现正常的冲动行为，尤其在竞争性的情景下	儿童早期：喜欢转圈、提问、撞击物品或人 儿童中期：可长时间玩很兴奋的游戏，偶尔出现冲动行为 青少年：喜欢长时间活跃的活动如跳舞等，有时会与同伴做一些有危险的活动

2. 精神发育迟滞

精神发育迟滞的主要临床症状是智力低下和社会适应能力不良。在诊断精神发育迟滞时主要依据以下3条标准：①起病于发育期（18岁以前）；②智力水平显著低于同龄儿童的平均水平，即IQ低于70；③社会适应能力不良。精神发育迟滞儿童可以伴有多动、注意力不集中等症状，而ADHD儿童也常有学习成绩差、认知功能障碍等，给人以智力低下的假象，因此在诊断时易造成混淆。因此在ADHD的评估中，通常要进行诊断性的智力测试，目的在于清楚儿童/青少年的能力水平与学习和行为之间的关系。但是患ADHD的儿童/青少年由于在智力测试过程中心不在焉或不假思考地采取冲动行为，其IQ测试有时会跌至70以下，这时需要综合其他行为症状进行分析，不要轻易下智力障碍的诊断，而应把它作为未经治疗的智力基线水平；在经过治疗后，再次进行智力评估，以确定是否存在智力障碍。此外，中重度智力障碍儿童大多行为幼稚，有

类似 ADHD 的症状，应当评估智力障碍儿童的发育龄，根据发育龄来看待这些儿童的行为，而不是以他们的生理年龄来看待行为，这样就能对智力障碍儿童是否存在 ADHD 有一个客观的诊断。

3. 特定学习障碍

特定学习障碍是指患儿在听、说、读、写、推理、计算及社会能力的获取和利用方面存在缺陷，导致学习困难的一种综合征。特定学习障碍的表现有以下 4 个方面。

（1）选择性阅读困难：虽然学习障碍儿童的视力检查正常，但由于存在视觉-空间知觉障碍，他们往往在阅读时对辨别开头存在困难，不能识别在一定的背景上的图形和字，分不清字的反转或倒转，如上与下、6 与 9、13 与 31、月亮与月等，有时对单独一个字能认识，但把它放在一个句子中就不认识了。

（2）绘画困难：由于学习障碍儿童空间定位的能力差，在画图时常不易分清左右，不易把人画在恰当的位置，亦不易把颜色正确地涂在规定的线条内。

（3）计算困难：由于缺乏数的概念，学习障碍儿童计算时不会比较两个数的大小，不会对多位数加减进位。

（4）社交困难：由于学习障碍儿童存在语言发育障碍，讲话时常出现语法和句法混乱，往往不能与其他小朋友流利地进行语言交流，因此，常常遭到其他儿童的嘲笑和轻视，从而加重孩子的心理问题。

儿童学习障碍与儿童 ADHD 在学龄儿童人群中的发生率都较高，两者关系密切，且伴随出现的机会也较多。据统计，50％～80％的 ADHD 儿童存在学习困难，近 20％学习困难儿童同时伴有 ADHD。但 ADHD 儿童是因为注意力不集中、多动冲动而影响学习效果，而学习障碍儿童则是因为无法听懂和理解老师的授课内容而影响学习，并因此同时导致注意力不集中和多动。同时，无论是儿童学习障碍还是儿童 ADHD，都必须在排除发育迟滞的前提下诊断才能成立。

4. 语言障碍

语言障碍儿童在理解和/或使用口语、书面语言时存在困难，语言发育偏离了正常的顺序，表现为对他人说的话不理解，或语言表达内容肤浅、词汇贫乏、词不达意、难以交流。与此同时，情绪上易发脾气、急躁，注意力分散、冲动等行为问题也较常见。该障碍不仅影响学习中的听、说、读、写，也影响人际交往和情绪的调控，导致沟通、社交参与、学业成绩等多方面的功能受限。在智商评估中，往往易发现语言理解和表达上的问题。有的儿童语言 IQ 明显落后于操作 IQ，如果进一步用诊断性语言测试，可发现语言障碍。

5. 抽动障碍

抽动障碍（tic disorders，TD）是一种起病于儿童时期，以抽动为主要表现的神经精神疾病，通常共患各种精神和/或行为障碍，如 ADHD、强迫行为/障碍、焦虑障碍、抑郁障碍、睡眠障碍等。ADHD 儿童一般容易识别，但是在临床上很容易将 TD 的表现也视为 ADHD 的症状。TD 的症状表现与 ADHD 不同，TD 的多动表现主要为肌肉抽动，且具有不自主性，而 ADHD 儿童可以在一段时间内控制自己的行为。此外，TD 具有波动性和反复性，症状在病程中有增有减，容易受到精神因素的影响。需要注意的是，ADHD 是 TD 最常见的共患病，当两种疾病共患时，抽动症状会加重 ADHD 症状，ADHD 也会增加 TD 的复杂性和严重程度，使得治疗更加困难。

6. 孤独症谱系障碍

孤独症谱系障碍（autism spectrum disorders，ASD）是一类以不同程度的社会交往障碍、狭隘的行为和重复刻板行为为主要特征的发育行为障碍。ASD 患儿易表现出多动、注意力不集中、不听指令，该病容易与 ADHD 相混淆。典型 ASD 通过病史询问及临床观察可发现患儿存在社交障碍，兴趣、活动内容的局限，刻板与重复，而这些都是 ADHD 儿童不存在的，故易与 ADHD 相鉴别。但智力水平较高的 ASD 患儿，其社交损害相对较轻，往往在上学后才来就诊，易被误诊为 ADHD。需要注意的是，部分 ASD 患儿可能共患 ADHD，对此类儿童一定要评估其发育年龄，并以发育年龄来评估行为表现是否符合 ADHD。

7. 其他各种心理和躯体原因所导致的注意问题

各种心理行为疾病，如对立违抗性障碍、焦虑障碍、抑郁障碍、双相情感障碍、精神分裂症等，都可能会有注意力不集中、多动、冲动等症状，容易与 ADHD 相混淆。通过详细了解病史，详细的体格检查、精神检查、心理评估和必要的实验室检查，可以帮助鉴别。

各种慢性躯体疾病，如甲状腺功能亢进症、甲状腺功能减退症、风湿热、中耳炎、神经系统感染、脑外伤、脑部病变、癫痫、视听觉损害、睡眠障碍以及各种药物不良反应等，均可导致注意力不集中以及行为问题，容易与ADHD相混淆。通过详细了解病史，仔细的体格检查和实验室检查，可以发现躯体疾病，帮助鉴别疾病。

（七）共病

临床上单纯的ADHD仅占28.1%，绝大多数的ADHD患者同时患有其他疾病，即共病。然而临床上往往只关注ADHD的核心症状，而忽略了ADHD可伴发对立违抗性障碍、品行障碍、焦虑障碍、抽动障碍、遗尿症、语言障碍、睡眠障碍等，或者是ADHD引起的非核心症状，如时间观念差、运动笨拙、同伴交往问题、学习成绩与IQ不匹配等。有共患病的儿童比单纯患ADHD的儿童社会功能损害更加严重，治疗上更加困难。共患病对ADHD的治疗目标和结局有很大的影响。因此，当临床上除了符合ADHD诊断标准外，又符合前面叙述的某些障碍的标准时，切记所有诊断都要列出，并积极给予干预，以获得ADHD治疗的最佳疗效。

此外需要强调的是，上述的共病是以ADHD为主导诊断的共病，而非其他障碍共病ADHD。例如ADHD可以共病TD，而TD可以共病ADHD，两者在共病率、评估、诊断、干预和治疗上均有不同，不能混为一谈。此外，ADHD的共病不仅仅局限在精神领域，还包括儿科中的其他疾病，如遗尿症、癫痫、睡眠障碍等。

1. 注意缺陷多动障碍共病遗尿症

ADHD突出表现为大脑执行功能障碍，故可能影响人体各个方面功能的发育，其中排泄功能发育首当其冲。研究发现，ADHD共病各种类型的遗尿症发生率均较高，尤以共病夜间遗尿症最为常见。1995年，美国麻省总医院著名儿童精神病学家比德曼（Biederman）教授首先开展了ADHD共病遗尿症的研究，提出ADHD和遗尿症均源于神经发育不成熟，共同的存在可增加多种心理疾病风险，如学习障碍、情绪障碍、对立违抗等。后有研究者进一步发现，ADHD

儿童共病遗尿症的风险是正常儿童的 2.7 倍，尤其是注意缺陷型 ADHD 儿童，出现夜间遗尿症的风险更高。ADHD 共病遗尿症的患儿在各种神经心理测试（如反应抑制、工作记忆、警觉功能、情绪任务等方面）中表现更差。相关脑功能影像研究表明，ADHD 共病遗尿症患儿的记忆力、注意力尤为低下，并伴有左背侧前额叶、左小脑体积偏小。ADHD 共病遗尿症患儿往往更难以治疗，临床治疗的顺应性更低，特别是在遗尿的控制上更难以见到疗效，故应强调对 ADHD 共病遗尿症患儿的综合治疗，加强社会、心理支持，实现多方面功能的提高。

遗尿症的规范化诊断评估应首先排除器质性疾病导致的遗尿，在此基础上才能诊断为功能性（原发性）遗尿。根据国际儿童尿控协会（International Children's Continence Society， ICCS）的下尿路功能障碍分类，遗尿症诊断标准如下：①儿童实际年龄与智力年龄至少相差 5 岁。②不自主或有意尿床或尿湿裤子，7 岁以下每月至少 2 次，7 岁以上每月至少 1 次。③不是癫痫发作或神经系统疾病所致的遗尿，也不是泌尿道结构异常或任何其他非精神科疾病的直接后果。④不存在其他精神障碍的证据，如精神发育迟滞、焦虑症、抑郁症等。⑤病程至少 3 个月。

对于 ADHD 共病遗尿症的治疗，需要做到主次分明，主要依据症状严重程度、功能损害情况以及家长的主要诉求综合考虑，选择是先治疗 ADHD 还是先治疗遗尿症。如果 ADHD 症状严重，功能损害较大，家长的诉求集中在 ADHD 方面，在制订治疗方案时需要着重先控制 ADHD 症状，在合适的时机引入遗尿症的治疗。反之亦然，如果遗尿症状严重，又是家长的主要诉求，则待遗尿症状控制后，即患儿得到一次战胜遗尿的成功体验、大大增强了信心后，再逐步治疗以改善 ADHD 的症状，使患儿的潜能得到更大程度的发展。值得注意的是，在实际临床工作中，有时家长的诉求存在较大的偏差。例如，主要诉求是治疗遗尿，而医生在检查后发现患儿 ADHD 的症状和功能损害远远大于遗尿当前对患儿的影响，此时需要积极与家长沟通，应把治疗 ADHD 作为切入点。

对 ADHD 共病遗尿症的儿童治疗包括药物治疗和行为治疗。盐酸托莫西汀（atomoxetine， ATX）是治疗 ADHD 的一种非兴奋药物，目前已有研究报道其对遗尿症有较好的缓解作用。其作用可持续 24 小时，全天都能缓解 ADHD 和遗尿的症状，故对 ADHD 共病遗尿症患儿，考虑首选盐酸托莫西汀。1 - 去氨 - 8 - D - 精氨酸血管紧张素胺作为一种合成的神经垂体激素，主要用于血管加压素缺乏的遗尿症患儿。这些患儿的膀胱容量正常，常有夜间或/和白天遗尿，夜间尿量增多，晨尿比重低，应用此药能够浓缩尿液，从而减少尿液量和血管内压力，使膀胱颈部下降，逼尿肌收缩减少。研究证明该药对遗尿症有较好的疗效。亦有研究发现，该药因减少夜间遗尿发生次数，提高了患儿的睡眠质量，从而改善 ADHD 共病遗尿症患儿日间警觉功能，部分减轻了 ADHD 的症状。丙米嗪是三环类抗抑郁药，不作为 ADHD 的一线用药，但能减少夜间遗尿。目前认为其主要作用机制为减轻睡眠深度和改善膀胱功能，使遗尿症儿童能觉察到膀胱的胀满。

行为治疗包括以下内容。

（1）心理支持与健康教育：家长需认识到夜间尿床不是孩子的错，应避免指责孩子；鼓励患儿正常学习和生活，在医生和家长的帮助下树立治疗信心，减轻心理负担，积极参与治疗。家庭需要制定规律的作息方案；患儿白天可正常饮水，避免食用含茶碱、咖啡因的食物或饮料；晚餐定时且宜早，宜清淡，少盐少油，饭后不宜剧烈活动或过度兴奋；保持良好的作息习惯，睡前排空膀胱，睡前 2～3 小时应不再进食和大量饮水。

（2）排尿功能训练：白天做膀胱扩张训练，具体方法如下。让患儿尽量多饮水，白天当患儿欲排尿时，嘱其延缓排尿，保持静坐放松，依患儿个体基础情况逐渐增加延缓排尿时间。在排尿时让患儿突然停止一会儿，然后再继续排尿。这样的训练方法使那些膀胱容量小、两次排尿间隔短的遗尿症患儿体会到膀胱胀满的感觉，并可加强排尿肌群的协调性。对于年长的遗尿患儿，还可做括约肌训练，以帮助控制排尿。括约肌训练可分为两个步骤：在收放括约肌的同时，先让患儿紧闭双眼，然后睁大眼睛，每天做 5 分钟；接着教患儿在仰卧位时双足交替背屈和跖屈。

（3）心理行为疗法：

1）警铃疗法：是 ICCS 推荐的遗尿症一线治疗方案，即安装感应器，在患儿夜晚睡眠中发生遗尿时报警并唤醒患儿，反复训练以期最终能使其感受到尿意而醒来排尿。如果尿床开始的时候儿童不能被铃声或震动唤醒，则需要家长将其唤醒；使其在清醒的状态下排尿，由此逐渐建立起患儿膀胱充盈和大脑觉醒之间的联系，渐渐地患儿在膀胱充盈到一定程度时可以自行觉醒。遗尿警铃需要连续使用 2～4 个月或使用到连续 14 天不发生遗尿。

2）设置日程表：记录影响遗尿的可能因素，如睡眠时间、傍晚液体摄入量、白天活动情况、情绪等。

3）强化：如果患儿没有出现尿床，在日程表上贴红星以示表扬，增强患儿控制遗尿的信心和能力；当出现尿床时，则在次日要求其与家长一起清洁床铺和衣物。

4）逐步延迟夜间唤醒时间：当患儿能在闹钟唤醒后排尿时，采用逐渐延迟闹钟唤醒的时间，使睡眠时间逐渐延长的同时，增加患儿的膀胱容量，一般需要 6～8 周。

2. 注意缺陷多动障碍共病睡眠障碍

依据 2014 年第 3 版国际睡眠障碍分类（international classification of sleep disorders, ICSD）标准，儿童睡眠障碍包括失眠、睡眠相关呼吸障碍、节律性睡眠觉醒障碍、异态睡眠、睡眠相关的运动障碍、其他未分类的睡眠障碍。而对于不符合 ICSD‑3 诊断标准的其他问题如就寝抵抗、入睡困难、夜醒、白天嗜睡等，则归类为睡眠问题。ADHD 作为一种全天候疾病，患者除了在白天存在注意缺陷、多动冲动的核心症状外，夜间睡眠也存在问题，尤其是对于多动/冲动型 ADHD 儿童，夜间更容易存在拒绝就寝、夜醒等行为。

研究发现在未使用药物治疗的前提下，患 ADHD 的儿童/青少年的睡眠问题报告率高达 25%～50%。澳大利亚的一项研究对 257 名 ADHD 儿童进行临床访谈及问卷调查，发现 62% 的 ADHD 儿童存在中到重度的睡眠问题，22% 需要使用睡眠药物。一项涵盖 722 名 ADHD 儿童及 638 名正常对照儿童的 Meta 分析比较了 ADHD 儿童与正常发育儿童的主观及客观测量的睡眠差异，结果发现 ADHD 儿童在多项主观及客观指标上与正常发育儿童相比存在显著异常。ADHD 儿童中睡眠障碍的发病率也比较高。ADHD 儿童中睡眠呼吸暂停的发生比例为25%~57%，不宁腿综合征的发生比例为33%~52%，周期性肢体运动障碍的比例为10.2%。此外，ADHD还与儿童/青少年睡眠节律障碍和睡眠结构异常有关，ADHD儿童褪黑素分泌较正常儿童延迟，且更倾向于睡眠时相延迟。

ADHD儿童睡眠问题的类型和严重程度与ADHD不同亚型有关。ADHD注意缺陷型可能表现为过度睡眠、白天嗜睡，ADHD多动/冲动型与注意缺陷型相比，睡眠效率更差，睡眠片段化更多。与ADHD注意缺陷型或多动/冲动型相比，混合型容易合并更多的睡眠问题，例如失眠、睡眠不安、与运动障碍相关的睡眠障碍、夜醒和做噩梦等，睡眠模式特点主要是非快速眼动睡眠-快速眼动睡眠交替增加、睡眠相关运动时间增加、睡眠阶段转换增加、入睡延迟。

如果ADHD儿童共病睡眠问题，应对其进行ADHD治疗，并对家长和患儿进行睡眠卫生习惯指导。在药物治疗的随访过程中，观察共病的睡眠问题是否得到改善。若没有明显改善，则应对患儿睡眠问题进一步筛查评估，采取睡眠行为干预、药物治疗和其他方法。

如果ADHD儿童共病睡眠障碍，应首先对其进行睡眠障碍的干预治疗，尤其在准备使用ADHD相关药物前，以更好地促进儿童睡眠障碍和社会功能损害的恢复。对ADHD儿童相关的睡眠障碍应采取综合措施，包括良好的睡眠卫生习惯、行为治疗、药物治疗等，还应进行个体化的干预治疗。目前为止，美国食品药品监督管理局（Food and Drug Adminstration，FDA）仍未批准治疗儿童睡眠障碍的药物上市，临床常用的治疗ADHD儿童睡眠障碍的药物包括镇静催眠药、抗抑郁剂、褪黑素、抗组胺剂等。关于这些药物的疗效和安全性的资料还很少，故对非药物治疗无效的患儿进行药物治疗，应缓慢增加剂量、短期使用，并密切观察药物不良反应，且应在专业睡眠医生的指导下用药。在药物治疗的同时需要密切观察ADHD症状变化，以及患儿生活质量的改善状况，并予以适当调整。对于诊断为与运动障碍相关的睡眠障碍患儿，避免加重因素（疼痛、咖啡因、酒精等），应监测铁元素和铁蛋白。如果血清铁蛋白低于15 μg/L，则可以补充铁剂。对于严重的病例，应咨询睡眠专科医生，必要时可加用多巴胺能药物。睡眠呼吸障碍的患儿需要转诊至耳鼻咽喉科进一步评估，采用正压通气治疗或腺样体手术切除进行干预。对于睡眠节律障碍，除了使用褪黑素治疗外，还可采用光疗法和时间疗法。对于明确发作性睡病的患儿，需在睡眠专科医生的指导下选用盐酸哌甲酯（methylphenidate hydrochloride, MPH）（治疗白天嗜睡）或文拉法辛（抗猝倒药物）进行治疗。

如果明确为 ADHD 治疗药物引起的睡眠问题/睡眠障碍，应调整药物治疗策略，尤其是兴奋剂，部分学者提出了关于兴奋剂引起的睡眠改变处理对策的专家共识：①观察等待（兴奋剂导致的失眠通常在 1～2 个月后减轻）；②调整剂量或给药时间（如避免晚上给药），换用另一种剂型（同种兴奋剂的不同剂型对睡眠的影响可能不同）；③换用另一种兴奋剂；④换用非兴奋剂，如盐酸托莫西汀；⑤加用抗组胺药，如苯海拉明、赛庚啶、曲唑酮、米氮平、褪黑素；⑥更换为可乐定。

3. 注意缺陷多动障碍共病抽动障碍

ADHD 是最常见的使 TD 复杂化的共患病，约 50％ TD 共患 ADHD。这类病例的社会功能损害程度通常由 ADHD 决定，因此，药物治疗 ADHD 比控制抽动更重要，但抽动也是治疗目标之一。

ADHD 共病 TD 的具体机制目前仍不明了。现有的研究证据显示，有这两种障碍的患儿前额叶调控功能降低，有一部分患儿前额叶至纹状体通路递质分布不平衡，多巴胺在纹状体过度积聚而不能到达前额叶。另外还有多种神经递质系统参与 ADHD 和 TD 的发病过程，需要更多的研究加以证实。ADHD 共病 TD 常因为注意缺陷、多动、冲动和抽动症状同时存在而造成功能损害加重，也非常容易造成家长高度紧张，甚至把关注的重点放在抽动症状上。此外，ADHD 共病 TD 可能共病更多的疾病，故应加强共病筛查和评估。常见共病包括强迫症、遗尿、遗粪、情绪障碍、对立违抗性障碍、品行障碍、学习障碍等。

TD 的病程不一，可为短暂性，可为长期性。TD 以抽动为主要临床表现，表现和分类见表 2-8。首发症状多为简单性运动抽动，一般以眼肌、面肌抽动多见，数周或数月内症状波动或部位转移，可向颈部或上下肢发展，常表现为眨眼、挤眉、翻眼、皱额、缩鼻、咬唇、张口、露齿、点头、摇头、颈项歪斜、伸颈和耸肩等动作，少数儿童可表现为复杂的运动抽动，如眼部表情和转动、面部动作和表情、头部姿势和动作等。部分儿童表现为发声抽动，这是喉部、咽部等与发音有关的肌肉群快速收缩造成的，可为简单的发声，如清嗓、咳嗽、鼻吸气、吐痰、哼哼等，或无音节的喊叫、各种各样的动物叫，也可表现为复杂性发声，重复言语或无意义的语音、模仿言语、无聊的语调，重复、刻板、单一的秽语。发声抽动可以为首发症状，也可在运动抽动后出现，或两者同时出现。根据发病年龄、临床表现、病程长短以及是否伴有发声抽动，分为短暂性 TD、慢性运动或发声 TD、发声与多种运动联合 TD。其诊断标准如下所述。

表 2 - 8 抽动的表现和分类

抽动类型	简单性抽动	复杂性抽动
运动抽动	眨眼/斜眼、皱眉、扬眉、张口、伸舌、噘嘴/歪嘴、舔嘴唇、皱鼻子、点头、仰头、摇头、转头、斜颈、耸肩、移动手指/脚趾、搓手、握拳、甩手、提/伸/内旋手臂、伸腿/抖腿、踏步/蹬脚、伸膝/屈膝、伸髋/屈髋、挺胸、收腹、扭腰等	扬眉和眨眼、做鬼脸、眼球旋转、旋扭手指、摆动/拍手、挥动手臂、刺戳动作、轻弹四肢、用拳击胸、弯腰、下颌触膝、扭转躯干、上下移动、蹲下、跪姿、踢腿、靠膝、跺脚、跳、扔、打、闻、摸头发、绕圈走、向后走等
发声抽动	单音、吸气、清嗓子、咆哮、哼唱、咳嗽、尖叫、叫喊、呼噜声、吐口水、吹口哨、抽吸、乱叫、吱吱叫等	单个单词/短语/句子、重复单个单词或短语、重复句子，模仿演讲，淫秽语言等

短暂性 TD 诊断标准：①一种或多种运动性抽动和/或发声性抽动，但在病程中不同时出现。②抽动一天发作多次，几乎每天发作，持续至少 4 周，但不超过 1 年。③既往无慢性 TD 或抽动秽语综合征病史。④18 岁以前起病。⑤抽动症状不是直接由某种药物（如兴奋剂）或内科疾病［如亨廷顿病（Huntington's disease, HD）或病毒感染后脑炎］所致。

慢性 TD 诊断标准：①一种或多种运动性抽动和/或发声性抽动，但在病程中不同时出现。②抽动一天发作多次，可每天发作或有间歇，但间歇期不超过 3 个月，病程超过 1 年。③18 岁以前起病。④抽动症状不是直接由某种药物（如兴奋剂）或内科疾病（如亨廷顿病或病毒感染后脑炎）所致。

抽动秽语综合征诊断标准：①在病程中具有多种运动性抽动及一种或多种

发声性抽动，而不必在同一时间出现。②抽动可每天发作多次（通常为丛集性）或间歇发作，但间歇时间不超过 3 个月，抽动病程在 1 年以上。③抽动的部位、次数、频率、强度和复杂性随时间变化。④18 岁以前起病。⑤抽动症状不是直接由某种药物（如兴奋剂）或内科疾病（如亨廷顿病或病毒感染后脑炎）所致。

对 ADHD 共病 TD 的患儿，通常优先治疗 ADHD。对于轻度 TD 患儿，在治疗 ADHD 的过程中，抽动症状会有所改善。盐酸托莫西汀是该类患儿的优先选择。盐酸哌甲酯在治疗 TD 共患 ADHD 中也有成功的临床经验，但是精神兴奋剂可能会加重或诱导抽动。对抽动症状严重、上述治疗抽动改善困难的患儿，在治疗 ADHD 症状的同时，可合并使用非典型抗精神病药（如可乐定、阿立哌唑等），或经典抗精神病药（如氟硫必利等）。

TD 对患儿的生活、学习和家庭带来不同程度的影响，抽动的症状易受精神创伤、情绪波动或学习负担过重等因素的影响而加重，因此心理治疗和社会心理支持对于不同严重程度的患儿均很重要，应该是综合性治疗计划中不可缺少的部分。多数轻度、社会适应性较好的 TD 患儿，仅通过心理教育和支持就能取得疗效。

（1）教育及家庭干预：鼓励家长和孩子一起面对 TD 的诊断，让患儿、家长和教师理解抽动的性质和特征，理解这是一种病，而不是调皮、故意为之，从而得到他们的配合与支持。

要帮助患儿建立正确的认知，不必为此感到自卑、自责，鼓励患儿与同学和周围的人自信地互动，正确对待同学的讥讽和嘲笑，处理好与同学的关系，提升社会适应能力，增强对治疗的信心。

家长需要合理安排患儿日常作息时间和活动内容，避免过度疲劳和情绪紧张及各种心理刺激，可做些家务或者开展节律性体育锻炼。家长不必过分担心和紧张，可与孩子一起观察可能引起或加重抽动症状的条件和因素，避免这些"危险因素"。对患儿不要训斥和批评，也不要过度关注和提醒症状，否则会加重症状的发作，应正确教育、耐心帮助、体贴安慰。鼓励家长更多地与学校教师沟通，帮助他们更好地了解病情，避免 TD 患儿因"意外或失控的动作"而受到惩罚，也可减轻学业负担，降低压力水平。

学校教师可教育其他学生不要嘲笑、孤立和污蔑 TD 患儿。可为 TD 患儿，特别是那些在学习、社会适应和自尊方面存在问题的儿童提供特殊的教育支持，帮助和促进患儿恢复健康生活。

（2）认知行为治疗：行为治疗是减轻抽动症状及其共患病、改善社会功能的有效手段。多种行为干预用于 TD 及其共患病的治疗，包括习惯逆转训练（habit reversal training, HRT）、暴露与反应预防、放松训练、正强化、自我监控、回归锻炼等。最常用的是抽动综合行为干预（comprehensive behavioral interventions for tics, CBIT），其训练患者意识到自己的抽动，并教他们用具体的行为策略来减少抽动。CBIT 在 10～17 岁的 TD 患儿中优于支持性心理治疗，并被认为是可用的一线治疗。然而，行为疗法不太可能对 9 岁或更小的患儿有帮助，因为他们在识别和控制冲动方面的认知功能有限，而这是行为疗法的核心；还有患有严重的、未经治疗的 ADHD 儿童，他们可能难以持续接受治疗。

4. 注意缺陷多动障碍共病语言障碍

神经生物学研究证实某些脑区结构如额叶皮质和颞叶的延迟发育影响了抑制性控制，同时其缺陷也影响了 ADHD 的语言功能。ADHD 儿童的工作记忆受损，所谓工作记忆是一种较短时间的记忆形式，须从长时程记忆中提取出来，依赖于大脑前额叶皮质神经环路的功能，尤其是谷氨酸神经元与多巴胺神经元之间的平衡，具有加工处理信息和储存信息的双重功能。工作记忆在写作过程中至关重要，能够在处理新信息时提取前面句子中储存的信息，而 ADHD 儿童工作记忆能力更弱，不能在语法上处理复杂的信息，同时其对语言的理解程度也是降低的，还会出现更多的拼写错误。

ADHD 共病语言障碍在不同年龄阶段表现不一。幼儿期多表现为语言发育迟缓、单向语言、话题不着际、喋喋不休、言语表述散乱等。这个时期说话虽还流利，但在他们讲话时很少注意听对方讲话，只顾自己说自己的，或经常转换话题。ADHD 儿童的早期语言发育落后情况多在 3～4 岁时得以证实。

学龄期 ADHD 儿童通过自我意识理解到自己语言叙述有困难时，容易出现语塞、口吃、说话偏少、表述困难、书面语言表达不利等，例如，很难有条理地叙述事物或个人经验，旁人很难听明白他们讲述的事情，但从他们的日常对话上一般看不出特殊问题。在学业方面，共病语言障碍的 ADHD 儿童在单词阅读、数学计算和书写方面存在困难，导致其学业更差。此外，合并语言障碍的 ADHD 儿童更容易出现不良的自我意识，因此这类患儿也容易出现焦虑性障碍、社交恐惧及拒绝上学。

ADHD 共病语言障碍的患儿执行功能损害具体表现在"听""说""读""写"等方面，这些方面都有很大损害。"听"，这个看似很简单，事实上包括很多方面，如主动获取、整合各种语言和非语言信息、领悟对方的潜台词，还需要明确交谈目的、提炼重要信息、理解对方的观点和态度。ADHD 共病语言障碍的患儿与同龄儿、长辈、玩伴、老师及陌生人的有效交流受到严重影响，易发生误解和冲突。"说"同样也是一个复杂的交流互动过程，涉及字词的选择、语句的组织、合适的语速和语调表达、适当的表情和肢体动作，同时在说的过程中还需随时观察听者反应，及时停顿、强调和解释。ADHD 儿童组织故事情节、准确复述故事细节、正确回忆时间发生顺序的错误率高，表达时含糊不清、难以被理解。"读"包含很多环节，首先需要将书面符号转换成语音编码，还需要流畅的语言表达，阅读时需要合理断句，还需对长句正确理解，这也是一个阅读理解的过程。ADHD 儿童的语言信息加工速度较慢，对多段落、长篇幅文章的理解能力不足，阅读速度明显减慢，并且阅读受损随年龄增长并无自愈趋势。"写"的环节更复杂，需要依赖良好的学习技能和执行功能，而且对工作记忆的要求远远高于阅读理解，它包括计划、组织文字、书写文本和审核校对。ADHD 儿童的写作能力差，写作水平明显低于其智力水平。

根据 DSM-5 中语言障碍的诊断标准进行诊断，具体标准如下。

1）由于理解或表达缺陷，在获得和使用语言方面有持续困难：①词汇量少；②句子结构有限；③交谈受损。

2）语言能力远低于年龄预期，导致沟通、社交参与、学业成绩和职业表现的功能受损。

3）发生在发育早期。

4）语言障碍不是由听力或其他感觉障碍、运动功能障碍、其他医学或神经系统疾病所致，也不能被智力智障或全面发育迟缓所解释。

对于 ADHD 共病语言障碍，需要提供个体化的治疗。需要注意的是，对这些患儿用 ADHD 药物进行治疗后，其行为症状改善明显，但当学习的改善有限时，医生首先要弄清是否规范用药，同时，需要弄清楚 ADHD 和语言障碍对学习不良的影响孰轻孰重。其次，需要询问家长是否接受语言治疗。如果接受语言治疗，需要告知家长这是一个漫长的过程，并且对孩子的学习要有客观期望，不能盲目地过高要求孩子，特别是年长儿童，他们已经进入逻辑思维的学习阶段，语言功能起着非常重要的作用，对学习的影响更大。最后，针对语言障碍的治疗应转介给语言治疗师，将 ADHD 的评估结果和语言的评估信息与语言治疗师分享，这样才能为这些患儿的语言治疗制订客观的目标，促使 ADHD 共病语言障碍的患儿获得最大进步。

5. 注意缺陷多动障碍共病精神障碍

ADHD 使儿童罹患其他精神或神经科疾病的风险增加 5 倍，在 4～17 岁 ADHD 儿童/青少年中，52%至少共病一种精神障碍，26.2%共病两种或更多精神障碍。ADHD 共病精神障碍的流行病率因调查方法、不同年龄阶段和人群而异。总体上，ADHD 儿童的共病率中，对立违抗性障碍（ODD）为 35.2%，品行障碍（CD）为 25.7%，焦虑障碍为 25.8%，抑郁障碍为 18.2%。

（1）对立违抗性障碍：多见于 9 岁或 10 岁以下的儿童，基本特征是持久性的违抗、敌意、对立、挑衅和破坏行为，而且具有冲动性，这些行为明显超出了同龄儿童/青少年在相同社会文化背景下行为的正常范围。ODD 的警示症状包括：频繁地挑起与成人的争执，拒绝遵守规则，易怒，抱怨，怀恨在心，故意惹恼他人，因为自己的错误而责怪别人。患儿一般从小对挫折的耐受力很差，好发脾气。

（2）品行障碍：是指在儿童/青少年期反复持续出现的攻击性和反社会行为，这些行为违反了与年龄相适应的社会行为规范和道德准则，影响他们自身的学习和社交，损害他人或公共利益。CD 的警示症状包括：攻击人和动物，如经常欺负、威胁或恐吓他人；破坏财产，如故意破坏他人财产；欺骗或偷窃；经常逃学，擅自离家出走等。

（3）焦虑障碍：ADHD与焦虑障碍都可表现出注意缺陷症状。焦虑障碍的坐立不安与过分担心有关，而ADHD儿童不能集中注意力则是由于注意力持续时间短，或容易受外部刺激的影响，与担心和焦虑无关。儿童焦虑症状具有多面性，而且不典型，不仅要从情绪和认知方面寻找线索，更要从躯体和行为表现中寻找线索。警示症状包括：情绪方面表现出与现实不相符的过分担心和害怕；行为方面常表现为烦躁、回避、退缩、退行、紧张、违抗、攻击等；躯体方面常出现各种不适，如心悸、呼吸困难、头晕、疼痛、睡眠障碍、消化道症状、排泄异常等，但无相应的器质性病变；认知方面常表现出注意力不集中，说担忧的话或反复提问并寻求保证。学龄前儿童以退缩、退行、烦躁为突出特点，年龄较大儿童的躯体症状、认知症状和紧张性行为较突出。

（4）心境障碍：是显著而持久的心境改变，以心境高涨和低落为特征，包含躁狂发作和抑郁发作。不论是躁狂发作还是抑郁发作，都与ADHD共有注意问题、多动、冲动和情绪失调等表现。ADHD通常在童年早期出现症状，呈慢性持续性病程，多动症状随年龄增长趋于改善，多数时间情绪正常。心境障碍在情感症状未充分显露时，常表现为坐立不安、注意力不集中、烦躁、易激惹，可能被误诊为ADHD，但心境障碍的多动通常有发作期，并与心境背景有关。在ADHD共病情况下，往往使原来ADHD的多动、注意问题加剧，同时情绪显著异常且持续。

在ADHD儿童中，心境障碍的患病率比正常儿童高，故在ADHD儿童中应注意心境障碍的表现。然而，儿童心境障碍的症状不典型，其特征因年龄阶段而异，所以要首先关注警示症状（表2-9），如有则应及时转诊给精神科医生。

表2-9 心境障碍的警示症状

类别	警示症状
抑郁发作	显得忧伤、消沉，易烦躁、易怒，缺乏精力，失去兴趣和快乐，少语，不愿交往，出现不明原因的躯体症状、睡眠异常。多数学龄前儿童最特异性的抑郁症状是兴趣缺乏，最敏感的症状是伤心/烦躁（易怒）

续　表

类别	警示症状
躁狂发作	过分高兴、兴奋或发脾气、易激惹；易分心；活动增多，冲动，攻击，违抗和破坏；自我评价过高；兴趣增多但又很快失去兴趣；话多、语速快、不停地说；条理性差；睡眠需要减少，不愿睡觉

五、 注意缺陷多动障碍的治疗

ADHD 的治疗是家庭最为敏感却又高度关注的内容，也是临床医生的一大挑战。ADHD 是一种慢性神经发育障碍性疾病，需要制订个体化的长期治疗方案，包括治疗目标、治疗方法、监测措施和追踪随访。ADHD 的治疗需要联合家长、医生、教师、社会各方面的共同努力，通过行为干预、心理治疗、家庭学校支持和药物治疗手段干预，才能得到较好的治疗效果。

（一）治疗目标

ADHD 是一种慢性神经发育障碍性疾病，应首先制订一个长期的治疗计划。需要临床医生、家庭成员、ADHD 儿童、学校教师等多方合作，应该针对每个个体，明确一个恰当的个体化治疗目标，以指导治疗。

（1）临床医生应该推荐恰当的药物和心理行为治疗来改善 ADHD 儿童的症状和目标预后。

（2）若为 ADHD 儿童选择的治疗方案没有达到治疗目标，临床医生应评估初始诊断是否正确，所用的治疗方法是否恰当，治疗方案的依从性如何，是否合并其他疾病等。

（3）临床医生应该对 ADHD 儿童定期进行有计划的随访，从家庭成员、教师和患儿等多方汇总信息，直接监控目标预后和不良反应。

随着时代的发展，ADHD 治疗目标已由早期的满足于症状改善，发展到目前的症状消除和社会功能的全面提升。治疗目标应该与 ADHD 表现的主要症状及这些症状造成的特定功能损害相匹配。由于 ADHD 核心症状会影响患儿在多个环境中的表现，治疗目标应为集中改善相关功能。目标的选择应根据家庭需要和临床表现进行综合考虑。当家庭对治疗的期望太高时，临床医生要与父母适当沟通，并明确告知所选择的目标，以及长期治疗中目标选择的循序渐进。医生、父母应与学校教师共同确定合适的治疗目标，以指导治疗方案。

（二）治疗原则

根据 2011 年美国儿科学会《儿童及青少年注意缺陷多动障碍诊断、评估和治疗的临床实践指南》，建议对 4～5 岁的学龄前 ADHD 儿童首选非药物治疗。6 岁以后采用药物治疗和非药物治疗相结合的综合治疗，以帮助 ADHD 儿童以较低用药剂量达到最佳疗效。

尚无充足证据支持诊断或治疗 4 岁以下儿童 ADHD。若 4 岁以下儿童存在 ADHD 样症状且合并实质性损害，建议其父母接受父母行为管理培训（parent training in behavior management，PTBM）。

（三）药物治疗

ADHD 的药物治疗要根据个体化原则，从小剂量开始，逐渐调整，达到最佳剂量并维持治疗。治疗过程中采用恰当的方法对药物疗效进行评估，注意可能出现的不良反应。

1. 中枢兴奋剂——盐酸哌甲酯

（1）作用机制：ADHD 的病理机制是突触前膜 DA、NE 转运蛋白活性增高，使 DA/NE 类神经递质再摄取增多，造成突触间隙 DA/NE 浓度降低，使神经冲动不能在神经细胞间正常传递，大脑皮层的控制作用减弱，从而出现注意力不集中、多动、冲动等症状。盐酸哌甲酯的作用机制是抑制神经突触前膜转运蛋白的活性，减少 DA/NE 的再摄取，提高突触间隙 DA/NE 的浓度，从而使神经冲动在神经细胞间正常传递，有效控制症状（图 2-1）。研究报道盐酸哌甲酯的短期效果是增强神经递质传导的效能，长期效果是激活神经网络并促进神经发育。

（2）剂量和用法：目前我国市场上长效盐酸哌甲酯的剂量分 18 mg 和 36 mg。该制剂必须整粒吞服，不可咀嚼、掰开或磨碎。长效盐酸哌甲酯从每天

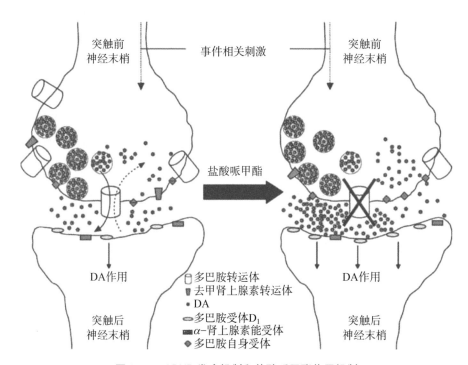

突触前
神经末梢

事件相关刺激

突触前
神经末梢

盐酸哌甲酯

DA作用

多巴胺转运体
去甲肾上腺素转运体
DA
多巴胺受体D₁
α-肾上腺素能受体
多巴胺自身受体

DA作用

突触后
神经末梢

突触后
神经末梢

图 2-1　ADHD 发病机制和盐酸哌甲酯作用机制

来源：WILENS T E. Effects of methylphenidate on the catecholaminergic system in attention-deficit/
hyperactivity disorder [J]. J Clin Psychopharmacol, 2008,28(3 Suppl 2):S46-S53.

清晨服用 1 次，每次 18mg 开始，剂量滴定期间每 1～2 周调整 1 次剂量，逐渐
调整到最理想的剂量。

　　对于盐酸哌甲酯，6 岁以下患儿慎用，青光眼、药物滥用、服用单胺氧化酶
抑制剂或急性精神病禁用。此外，在使用之前要进行慎重的评估，包括心脏病
史、心悸、晕厥、癫痫、猝死家族史、肥厚型心肌病、长 Q-T 综合征等，并进
行心血管系统的检查。总体来说，兴奋剂治疗 ADHD 是安全有效的，但需要进
行身高、体重的定期监测，并在治疗开始和治疗期间对血压和心率进行检查。

　　为了获得最佳治疗效果，需要精确滴定剂量和服药时间。目前临床上通常
以教师和家长的报告作为滴定的依据，可做前后对照。

　　（3）药物不良反应：在盐酸哌甲酯治疗早期会出现一些不良反应，但症状
轻微，多在剂量调整后或服药一段时间后改善。如果不良反应较大，停用药物

后，不良反应在 24 小时之内消失。大多数不良反应与服药剂量、次数有明显的关系。只有 1％～3％的 ADHD 儿童因不能耐受盐酸哌甲酯而必须停药。

1）消化道反应：食欲减退是用药的常见不良反应，使很多家长无法坚持。处理办法是早晚餐要吃得好，以弥补中餐摄入的不足，或睡前加餐。在一项为期 2 年的多中心、开放性专注治疗研究中，观察 407 名 6～13 岁 ADHD 儿童的食欲，发现在最初 3 个月，食欲降低患儿的比例较高，以后逐渐减少，到第 12 个月时，只有不到 10％的患儿进食量少于平时。部分患儿出现腹痛，可与饭同服，有助于减轻腹痛，大多数患儿在服药 1～2 周后腹痛会逐渐消失。

2）神经系统反应：一些 ADHD 儿童在白天服用药物后，夜间就寝时难以入睡，常常发生在刚开始用药时。可以通过减少药物剂量或提早服药时间来解决，也可以睡前口服褪黑素。随着时间的推移，这种不良反应会逐渐消失。另外，有研究发现盐酸哌甲酯能改善 ADHD 儿童的睡眠质量，服药后儿童睡眠较深，在床上滚来滚去的现象减少，次日容易叫醒，醒来后无疲倦感，可见盐酸哌甲酯对睡眠的影响并不完全是负面的。头痛、嗜睡和疲倦较少见，常常发生在用药早期，并会随着药物应用时间的延长而逐渐消失。

3）心血管系统反应：有的 ADHD 儿童服盐酸哌甲酯后出现心率加快、血压升高，这些症状一般比较轻微，不会有危险性，无须特殊处理。如果患儿感觉不适，也可以适当减量，一般在 1～2 周后逐渐消失。对家族中有因心血管疾病早逝的患者，或本人有先天性心脏病、胸痛、心悸以及病因不明的晕厥发作史，在用药过程中应警惕，建议咨询心血管疾病专家。

4）情绪变化：有些患儿服药后情绪与以往有些不同，有的感到悲伤、爱哭，甚至出现典型的抑郁样症状。这些不良反应常发生在刚开始服用药物时，可能与兴奋剂的迅速达峰或个体敏感性有关，继续治疗则大多数会消失。严重者可以适当减量，待情绪稳定后再逐渐增加到治疗剂量。

5）抽动障碍：15％患儿服用盐酸哌甲酯后会出现短暂性 TD，其中一部分是曾经有过 TD，由于盐酸哌甲酯的作用而加重，还有一部分是原来没有 TD，服用盐酸哌甲酯后出现。因此，盐酸哌甲酯的说明书曾经把 TD 作为禁忌证。但后来的研究发现，ADHD 儿童无论用不用盐酸哌甲酯都可能发生抽动，两组的差异不显著。有些 ADHD 共患 TD 的患儿使用兴奋剂治疗，在改善 ADHD 的同时并不出现抽动显著加重，因此目前盐酸哌甲酯的说明书已经不再把 TD 作为禁忌证。如果出现抽动症状，家长不必担心，一般停药 1 周后抽动就会减轻。

2. 选择性去甲肾上腺素再摄取抑制剂——盐酸托莫西汀

（1）作用机制：盐酸托莫西汀是选择性去甲肾上腺素再摄取抑制剂。由于前额叶没有 DA 转运体，DA 依靠去甲肾上腺素转运体（noradrenaline transporter，NET）重吸收，盐酸托莫西汀通过阻断前额叶突触前膜 NE 的转运，使 NE 和 DA 不能再摄取，从而提高突触间隙 NE 和 DA 的浓度，使 NE 对突触后神经元的调控功能得以增强，从而发挥治疗 ADHD 的作用（图 2-2）。影像学研究发现盐酸托莫西汀通过增强大脑右侧额下回的活动改善抑制控制能力，血药浓度与右侧额下回的激活程度相关。

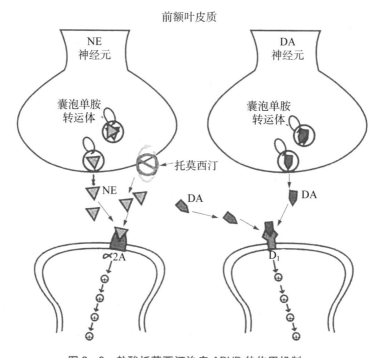

图 2-2 盐酸托莫西汀治疗 ADHD 的作用机制

来源：STAHL S M. 精神药理学精要：神经科学基础与临床应用［M］. 3 版. 北京：北京大学医学出版社，2014：765.

（2）剂量和用法：体重小于 70 kg 的 ADHD 儿童，初始剂量可为 0.5 mg/（kg·d），3 天后增加至 1.2 mg/（kg·d），单次或分次服药，而每天总剂量不可超过 1.4 mg/kg 或 100 mg。体重大于 70 kg 的 ADHD 儿童，初始剂量可为 40 mg/d，3 天后可增加至目标剂量 80 mg/d，单次或分次服药，每天不超过 100 mg（表 2-10）。

表 2-10　常用注意缺陷多动障碍治疗药物

药品名	盐酸哌甲酯缓释剂	盐酸哌甲酯普通剂型	盐酸托莫西汀
初始剂量及加量方法	18 mg	5 mg	体重＜70 kg，初始剂量 0.5 mg/（kg·d），至少 3 天，然后增加剂量至 1.2 mg/（kg·d），2～4 周未达到最佳反应者可调整至 1.4 mg/（kg·d）或 100 mg/d（最大剂量 100 mg/d）；体重 ≥ 70 kg，自 40 mg/d 开始逐步至 80 mg/d，2～4 周后未达到最佳反应者可调整至 100 mg/d
用药频率	每天 1 次	每天 2～3 次	每天 1～2 次
起效时间	20～60 分钟	20～60 分钟	1～2 周
持续时间	12 小时	3～5 小时	≥12 小时
每天最大剂量	54 mg（＜13 岁），72 mg（≥13 岁）	60 mg	1.4 mg/kg

盐酸托莫西汀每天服用一次，与食物同服或饭后服用，作用时间可维持 24 小时，即晨间、白天和晚间均有效，但是起效较慢，因此在治疗前需要明确告知家长以下情况：

1）该药合理的疗效预期：一般用药 1～4 周起效，6～8 周对 ADHD 症状进行再次评估，并与治疗前的结果作比较，10～12 周疗效最大化。

2）强调足剂量、足疗程：临床上为了减缓盐酸托莫西汀剂量增加的速度、减轻药物的不良反应，也有临床医生第 1 周从 0.5 mg/（kg·d）开始，第 2 周 0.8 mg/（kg·d），然后用至 1.2～1.4 mg/（kg·d）。

3）停药时不必逐渐减量。

（3）药物不良反应：盐酸托莫西汀的不良反应与兴奋剂的相似，如食欲下降、腹痛、呕吐、易疲劳等。在延迟入睡方面的不良反应较小，但易出现疲劳和恶心。盐酸托莫西汀所带来的不良反应通常是轻度、短暂的，一般与剂量调整的速度过快有关。盐酸托莫西汀服药次数不同，不良反应发生频率也存在差异，每天单次给药比每天2次给药不良反应发生频率高。盐酸托莫西汀的弱代谢者较强代谢者更容易出现不良反应。起始剂量从小剂量开始，根据推荐的加药方法缓慢增加药物剂量，不良反应的发生率低，绝大部分患者无须中止治疗。

1）消化道反应：在盐酸托莫西汀治疗中最常见的不良反应是胃肠道症状，包括腹痛、食欲下降、恶心、呕吐等。一般情况下，这些不良反应常出现在刚开始服药或药物剂量调整阶段，可以通过减缓增加药物剂量的速度来解决。用药需警惕肝损害，应嘱咐患者若有瘙痒、黄疸、尿色加深、痛或无法解释的流感样症状时应及时就诊，发现肝损害应停用，并禁止再次使用。

2）神经系统反应：盐酸托莫西汀常见的神经系统不良反应包括失眠、嗜睡、头晕、疲劳等。通常出现在服药早期，可以通过减缓增加药物剂量的速度来解决，白天嗜睡者可以把药物调整到晚上服用。

3）情绪不稳、易激惹、兴奋。常发生在用药早期，减量或加用心境稳定剂可以缓解。

4）心血管系统反应。一项安慰剂对照研究发现，与服用安慰剂的对照组相比较，服用托莫西汀组心率平均每分钟增加6次，血压平均增加2 mmHg。对于绝大多数患者而言，这种变化无临床意义，但对于存在先天性或获得性Q-T间期延长症状，或有Q-T间期延长家族史的患者，使用托莫西汀应慎重。

3. 其他治疗ADHD的药物

（1）可乐定：可乐定是一种中枢α_2-肾上腺素受体激动剂，作用机制是影响蓝斑区NE的释放速率，间接影响DA。可乐定可使过高的警觉性降低，提高对挫折的耐受性，并提高任务的指向性。当ADHD一线治疗药物无效或禁忌时可考虑使用，有效率为50%～70%。临床应用于ADHD儿童伴有下列情况者：

①伴有抽动障碍；②伴有对立违抗性障碍、品行障碍、攻击性行为；③伴有睡眠障碍或服用盐酸哌甲酯后出现睡眠障碍；④使用短效盐酸哌甲酯后下午、晚上症状反跳；⑤使用 MPH 疗效不佳等。

可乐定常见的不良反应为嗜睡、头晕、头痛、血压和心率降低、房室传导阻滞、QRS 波群增宽等。轻者几周后可以减轻，有心血管病史及晕厥史者禁用。

（2）舍曲林：选择性舍曲林是 5-羟色胺再摄取抑制剂（selective serotonin reuptake inhibitor, SSRI），能治疗儿童抑郁以外的许多其他障碍，包括伴或不伴有抽动秽语综合征的强迫障碍、ADHD、选择性缄默症和进食障碍等。SSRI 已经用于治疗儿童和青少年重型抑郁障碍以及强迫障碍。但用于治疗 ADHD 的报告很少，需要慎用。目前研究证明，舍曲林可用于≥6 岁儿童强迫症。当 ADHD 共病上述疾病时可联合使用。

药物治疗可有效缓解 ADHD 的症状，但不能治愈 ADHD。尽管单独药物治疗时间可能不够，但也不应该因为担心药物的不良反应而大量尝试其他非药物治疗。关于 ADHD 药物治疗时间，2007 年美国儿童青少年精神病学会 ADHD 治疗指南指出，当 ADHD 症状完全缓解时间长于 1 年时，可在压力较小的情况下尝试停药，并严密监测 ADHD 儿童的反应。

4. 药物治疗的误区

（1）药物假期：20 世纪 70 年代，兴奋剂可能妨碍儿童生长发育的观念导致了"药物假期"的提出。药物假期是指无任何理由的周末停药或假期不服药，无形中把治疗目标局限于 ADHD 儿童和青少年的学习中，而不是提高其生存质量。这必须引起高度重视。在 ADHD 治疗中，临床医生、家长、教师和患儿本人都应明白药物治疗是所有治疗中最根本的治疗，其他治疗都不能改变 ADHD 的生物学基础。近年来，由于认识到 ADHD 是一种慢性的终身疾病，治疗的目的在于最大限度改善患者的症状和社会功能，而不仅仅是改善学习，因此不主张假期停药。研究发现，在假期 ADHD 儿童也可从药物中获得很多益处，比如，在参加体育运动、夏令营、军训、补习班或者其他活动时都会表现得更好。与此同时，已有研究证实，药物治疗带来的生长发育问题比先前认为的要少得多，没有必要让所有服用盐酸哌甲酯的儿童都采用"药物假期"。而且当儿童适应一种药物在体内的浓度后，最初出现的不良反应在几周后会减轻。如果药物在周末停止，星期一再开始服用，不良反应可能重新出现，故也不支持"药物假期"。

尽管目标很明确，但是在临床执行中有诸多的困难。临床医生会遇到一些家庭在药物治疗过程中出现断药、擅自停药、药物假期等现象，究其原因，包括医疗因素和非医疗因素两大类。医疗因素主要是疗效不足、家长担心的药物不良反应，以及 ADHD 的医疗管理不善；非医疗因素主要是父母对 ADHD 认识不足、社会关注不够，以及家庭经济因素。这就需要临床医生在治疗前、治疗中做大量的工作来消除家庭的顾虑，提高家庭对 ADHD 的科学认知；还需要专业人士的呼吁，促使政府对 ADHD 的关注和支持。

（2）生长发育：在 ADHD 治疗初期可能会出现食欲下降的现象，可能在服药的前 1～3 年会出现轻微的生长速度减缓，但对生长发育的影响是非蓄积性和非持续性的。随访研究发现，长期服药的孩子 8 年内比预期身高仅矮1.25 cm，与同龄儿童并无明显差异。而且很多儿童在停药后存在补偿性增长，并不影响最终的身高和体重。

（3）药物成瘾：对 ADHD 药物尤其是盐酸哌甲酯的一个误解是药物吃了就停不下来，所以家长害怕形成依赖性。事实上，在医生指导下采用合理剂量和方式使用药物，尚无证据表明会导致儿童发生药物成瘾或其他不良影响。研究表明，使用中枢兴奋剂治疗 ADHD 儿童，成年期发生其他物质成瘾的危险性明显低于未接受药物治疗者，且越早使用药物治疗，未来发生物质滥用的概率越低。事实上，并没有任何关于治疗 ADHD 药物成瘾和依赖的报告，那么为什么家长会有"药物吃了就停不下来"的感觉呢？原因是 ADHD 经常持续困扰孩子，药物治疗很难在短期内帮助孩子彻底摆脱 ADHD，因此就需要长期（至少1～2 年）持续药物干预。这只是因为疾病未缓解，所以需要药物帮助，而非成瘾性依赖。这与近视眼戴眼镜、糖尿病患者使用胰岛素、甲状腺术后患者使用甲状腺素是一样的道理。其并非是依赖，只是需要。

（4）损害智力：可能是药物作用于大脑神经递质，帮助孩子更专心、学习表现更好，反而让家长产生了一种居安思危式的担忧——药物会不会影响孩子以后的大脑智力发育？目前所有的研究均不支持这种担忧，事实是 ADHD 儿童大脑的异常与 ADHD 疾病本身有关，与药物治疗无关。药物治疗改善 ADHD 儿童的大脑功能，使其更接近正常孩子，帮助其发挥出其智力应有的水平。

（四）非药物治疗

数以百计的有关药物治疗 ADHD 的研究显示，采用药物治疗后，30％～45％ADHD 儿童的行为问题得到显著改善，但是并不能使其行为完全正常化。药物并不都 ADHD 伴随问题的灵丹妙药。药物治疗最大的益处是有效缓解 ADHD 症状，使心理治疗和教育训练得以实施。对于大多数病例，需要药物治疗和非药物治疗联合应用。非药物治疗包括心理教育、心理行为治疗、特殊教育和功能训练等。

1. 心理教育

心理教育是指对家长和教师进行有关 ADHD 的知识教育，这是治疗的前提。家长培训和教师培训可使家长和教师能够深入了解 ADHD 病因、症状等知识，矫正错误观念，并学习 ADHD 儿童的管理技巧等。

家长培训包括一般性培训［如父母行为管理培训（PTBM）］和系统性培训。PTBM 是对学龄前 ADHD 儿童以及尚未确诊的 ADHD 样行为儿童推荐的主要干预措施，可在明确诊断前即开始实施。PTBM 有助于父母学习对儿童适龄的发展期望、加强亲子关系的行为以及针对问题行为的具体管理技能。系统性培训为更深入的 ADHD 结构化培训，是治疗 ADHD 中的一个重要方面。核心内容是帮助家长理解 ADHD 并适应孩子行为，学习应对问题行为的方法和技巧以及在家庭之外管理 ADHD 儿童。家长培训的内容包括介绍 ADHD 知识，如发病率、病因、临床表现、干预与治疗、亲子关系和家庭教育、行为管理、情绪调控等。ADHD 儿童的父母在培训中加强了沟通和互动，能积极主动地应对 ADHD 儿童的学习、情绪、交流等问题。家长培训工作开展的效果表现在 ADHD 儿童家庭能接受规范的药物治疗，治疗依从性较好，患儿的功能和生活质量获得改善。

教师培训包括给普通教师讲授儿童心理健康知识（含 ADHD 知识），给学校心理教师做培训并使之对有问题的学生能及时进行筛查、干预、转介和管理。对确诊 ADHD 的儿童，在学校和医院之间建立包含儿童必要信息、简单的行为和治疗观察表格等内容的学校报告卡，可帮助医生随访和评估疗效及相关问题、及时调整治疗方案。教师培训有助于保证学校与家庭的沟通畅通和有效联动，推动教师及相关工作人员共同监测高危患儿、早期识别及转介 ADHD 儿童并参与治疗及疗效监测。

2. 心理行为治疗

心理行为治疗是指运用行为学技术和心理学原理帮助患儿逐步达到目标行为，是学龄前儿童 ADHD 干预的首选方法。研究发现，ADHD 儿童一般对刺激表现为觉醒不足，因而奖惩行为很难起作用，其行为问题难以矫正，因此需要在药物治疗的前提下对 ADHD 儿童进行心理行为治疗。心理行为治疗的原则包括行为矫正技术和社交学习理论，强调预防性管理，通过观察与模仿恰当的行为、态度和情感反应，来塑造 ADHD 儿童的行为。当前大量的研究证据表明，心理行为治疗对 ADHD 儿童有效。

常用的行为学技术包括正性强化法、暂时隔离法、消退法、示范法。

（1）正性强化法：是每当 ADHD 儿童出现所期望的行为或良好行为之后，通过及时赞许、鼓励和奖赏 ADHD 儿童的良好行为，淡化异常行为，增强此类行为的发生频率，促进和保持该行为的产生和持续。ADHD 儿童常遭受较多的指责或批评，较少获得他人的赞赏，从这个角度来说，他们需要更多的鼓励和支持。对于奖励的设置，可以是父母的拥抱、口头表扬或者儿童期望的食物和玩具等。这种正性强化一定是在行为发生的即刻，表扬时间越及时，表扬内容越明确，效果就会越好，其可促使 ADHD 儿童自觉主动地去控制不良行为。对 ADHD 儿童不能苛求其行为矫正一步到位，而应抓住行为改善的哪怕细微的进步，表扬进步之处。正确强化常常与暂时隔离法、消退法等其他行为治疗结合起来使用，做到"赏罚分明"，且正确强化应多于后两种方法，这样可使 ADHD 儿童容易接受行为矫正。

（2）暂时隔离法：是当 ADHD 儿童做出不适宜的行为时，及时将 ADHD 儿童隔离在一个单独的地方，如屋内一角，减少不必要的关注，使其明白行为的不恰当性,有助于消除和减少 ADHD 儿童的不良行为。明确规定隔离时间,年幼患儿隔离 1 分钟,8 岁以上患儿可隔离 30 分钟。如隔离时间到,患儿仍不服,则重新设定隔离时间,直至安静下来。需要注意的是对发育迟缓或有智力障碍的儿童,隔离时间应根据其发育年龄而不是生理年龄来设定。

(3)消退法:是在 ADHD 儿童表现出不良行为时,采用故意忽视和淡化的处理方法,减少正性强化的关注,达到使不良行为逐渐消失的作用。消退法常用的是不予理睬的方式。例如,当 ADHD 儿童大哭大闹时,家长的哄骗或满足其无理要求就是对哭闹的强化,此时可不予理睬,久而久之 ADHD 儿童因得不到关注而减少该不良行为。家长要取得家庭教育态度的一致。

(4)示范法:是树立良好的行为榜样,帮助 ADHD 儿童模仿和学习。在学校,ADHD 儿童可以向有良好行为的同伴学习;在家庭里,家长要为患儿树立榜样。此外,还可通过媒介的宣传教育,让 ADHD 儿童习得良好行为。

3. 功能训练

(1)执行功能(executive function, EF)训练:是指在完成复杂的认知任务时,个体对思想和行动进行有意识的控制和调节的过程,如制订计划、给出判断、作出决定、注意的控制和完成任务等,其是中枢神经系统的高级认知功能,是一种内在的固有能力。著名的 ADHD 专家布朗(Brown)教授有一个经典的比喻:把大脑复杂的运作比喻为一个交响乐团,那么 EF 就是其中的指挥。不管音乐家们对自己的乐器多么精通,如果没有一个好的指挥家选择好的曲目并引导大家开始合奏、遵守时间、调节节奏、控制各声部的音量、在合适的时间引入或退出不同的乐器的话,他们也很难演奏出好的交响乐。国际顶级学术期刊《科学院院报》曾做过相关研究,在对 500 名儿童追踪观察整整 30 年后发现,EF 较好的孩子 30 年后能够取得更好的学业,获得更高的经济收入,拥有更好的身体状况,犯罪率更低。所以,预测孩子未来成就的指标,既不是智商也不是环境,而是 EF。

EF 包括以下内容:

1)选择和实现目标的能力:①计划能力。对目标或事件的规划,有目标,能分清主次。②组织能力。统筹安排的能力。③时间管理能力。能合理分配时间。④工作记忆能力。处理复杂问题时，会借用以往的经验。⑤元认知能力。能全面、正确地审视自己。

2）解决问题的能力：①反应抑制能力。懂得三思而后行。②情绪控制能力。会有效管理情绪。③注意力持续能力。尽管疲劳厌倦，仍可以专注。④任务开始能力。开始任务时不拖沓。⑤灵活应变能力。能够对抗挫折。⑥目标坚持能力。能够正确面对利益冲突。

如果存在抑制能力缺陷，则可表现为言行冲动、易受干扰、上课分心、写作业慢；如果存在工作记忆缺陷，则可表现为丢三落四、记性差、阅读理解差；如果存在转换适应困难，则可表现为爱钻牛角尖、固执、不会换位思考；如果存在计划能力缺陷，则可表现为做事没条理、不分主次、没有目标。迄今，研究已证实 ADHD 患者与正常人群在 EF 方面的差异。李建英使用 Stroop 效应、视觉和听觉 Go/No‐Go 反应、倒背数字等神经心理学实验评估 ADHD 儿童与正常儿童，结果发现 ADHD 儿童存在反应抑制、语音工作记忆、视空间记忆、计划能力等多项 EF 缺陷。德雷克斯勒（Drechsler）等使用 BRIEF 量表评估 ADHD 儿童的 EF，发现 EF 损害越严重，症状越严重。巴克利（Barkly）则认为 100% 的 ADHD 儿童都存在 EF 损伤。

许多研究者尝试通过 EF 训练改善 ADHD 儿童的 EF 缺陷，并进一步缓解核心症状和社会功能。多项研究证实了团体形式的 EF 训练对 ADHD 儿童的效果。兰（Lan Yan-Ting）等比较了团体 EF 训练联合社交技能训练对 ADHD 儿童的影响，发现 EF 训练对同伴关系困难产生了更有效和长期的效果。钱英（Qian Ying）等发现 33 名学龄 ADHD 儿童受益于生态 EF 训练，与对照组相比，这些儿童 1 年后表现出的核心症状较少。具体见第四章技能部分。

（2）神经生物反馈训练：人的大脑活动时会不断地产生一些微弱的电信号。当一个人处在不同的意识状态时，大脑内部会随之产生相对应的脑电波（表 2‐11）。研究发现，ADHD 儿童的脑电图与普通人的脑电图存在差异，具体表现为 ADHD 儿童的 θ 波活动较多，而 β 波活动较弱。

表2-11   不同脑电波的特点

脑电波种类	特点
α	平静、放松、愉悦
高频 β	紧张、应激
中频 β	警觉、注意
θ	困倦、白日梦、深度放松
δ	睡眠
SMR	专注、思考、运动抑制

脑电生物反馈是最常见的神经反馈训练之一，其原理是将个体觉察不到的脑电活动转换成直观的信号，并让被试者理解这些信号的意义。在被试者体验到这些直观信号与各种心理状态之间的关系后，学习并按要求改变这些信号，也就是随意控制脑电活动。脑电生物反馈训练是借助于脑电生物反馈仪将大脑皮层各区的脑电活动节律反馈出来，找出每个人集中注意力时的波段。通过生物反馈训练，调节儿童的脑电波，使异常波（δ 波）减少，正常波（β 波）增加，或者使脑电波各个成分达到优化比例，训练 ADHD 儿童产生像非 ADHD 大脑一样的脑电波模式，从而改善 ADHD 儿童的大脑状态与功能，使其逐步控制自己的多动冲动行为，提高其专注力与控制力。

脑电生物反馈治疗主要包括两部分：脑电生物反馈评估与脑电生物反馈训练。

评估过程：在进行脑电生物反馈训练前，治疗师需要对患儿的相关脑电波进行评估，为之后的脑电生物反馈治疗提供初始值。在完成一个周期的脑电生物反馈训练后，治疗师再次对受训患儿的相关脑电波进行评估，用来与治疗前的评估结果进行对比。

训练过程：脑电生物反馈仪收集受训患儿的脑电波信号，经过一定的处理后，以动画和音乐的形式实时反馈给患儿。如果受训患儿注意力比较集中、专注且放松，动画与音乐将会持续播放，并给予分数奖励；如果受训患儿注意力不集中、走神、发呆或乱动，动画与音乐将会暂停。通过动画音乐与奖励机制的反馈，使受训患儿达到平静、放松、专注的状态，全面有效地解决受训患儿的注意力与多动冲动问题。

（3）感觉统合训练：感觉统合理论与实践最早在 1969 年由美国作业治疗师让·艾尔斯（Jean Ayres）提出，是指进入大脑的各种感觉刺激信息，视、听、触觉在中枢神经系统中的有效整合的过程。艾尔斯认为充分的感觉整合是产生正确的适应性行为的基础。这里的感觉主要包括前庭觉、本体感觉、触觉等感觉系统，这些感觉系统与眼的运动、姿势、双侧整合、唤醒调节等密切相关，而这些功能又是情绪、学习、社会交往等更高水平的心理活动的基础。

在日常生活中，个体要接受多个感官带来的感觉体验，这些感觉体验促进感官事件的处理和解释，在个体发育过程中发挥着重要的作用。当大脑无法整合来自身体五种基本感觉系统（视觉、听觉、触觉、嗅觉和味觉）、运动感觉（前庭感觉）和位置感觉（本体感觉）的某些信息时，便会出现感觉统合失调。如果感觉整合障碍，个体就不能正确利用前庭觉、触觉、本体觉等感觉信息刺激，相关结构或脑区得不到有效信息，不能形成相应的神经元连接，脑区或神经网络之间无法进行信息沟通和整合，最终导致个体不能形成适应性行为，感觉调节、注意、唤醒、活动水平和情绪等方面的表现不良。在 ADHD 儿童中则表现为注意力不集中、多动冲动、感觉统合能力失调及情绪、学习障碍等。研究发现，超过 50% 的 ADHD 儿童存在感觉统合问题，54%～69% 的 ADHD 儿童可能对感觉反应过度，多达 90% 的 ADHD 儿童存在感觉处理问题的行为表现。

感觉统合训练是基于神经可塑性的理念，通过使用滑板、滚筒、袋鼠跳、平衡木等包含多种感觉刺激的训练器材，在治疗师的指导下进行规律的训练，为患儿提供感觉输入的控制，特别是对负责平衡、方向、速度的内耳前庭系统、肌肉关节和皮肤等输入的感觉，可使患儿统合这些感觉，调节神经系统在各结构功能和不同水平上的变化，增强各个脑区之间的联系，并做出适应性反应，从而达到治疗的目的。感觉统合训练可以根据 ADHD 儿童表现出来的不同感觉整合障碍，在个性化的感觉运动活动、游戏情境中，通过神经可塑性变化促进适应性行为，从而改善 ADHD 儿童的注意力不集中、多动冲动、感觉统合能力失调等症状。具体见第四章技能部分。

4. 学校干预

在 ADHD 的综合治疗中，医院与学校达成有效沟通是必不可少的。成功的学校干预可以降低 ADHD 儿童在学校的不良行为，对于提高 ADHD 儿童的学习效率有一定的作用。经父母同意后告诉教师关于儿童的 ADHD 诊断和治疗计划，由教师将患儿在学校的行为表现报告给医生，建立信息传递监测系统。"每日家庭-学校报告卡"是一种监测课堂行为的有效方法。父母和教师确定 3～5 个功能损害的目标行为，由教师填写 ADHD 儿童在学校的行为表现，并由患儿将每日家庭-学校报告卡带回家，可以很好地监测目标行为。报告卡与一种奖励制度（如特权或奖金）相联系，可以频繁、及时地进行反馈，从而提高患儿、父母和教师的依从性。

为了使 ADHD 儿童在学校环境下获得更多的支持，促进其健康成长，在学校干预中建议采取如下措施。

（1）来自教师更多的理解和关爱：由于 ADHD 造成的情绪、注意、学习等各方面的功能损害，这些儿童常常会受到批评。但实施医教结合后，教师就会包容 ADHD 儿童，当教师得知这些学生正在服药时，则会给予其同情和关爱，并且教育同学们帮助 ADHD 儿童，不能冷落和边缘化 ADHD 儿童。

（2）教室环境/实施行为矫正：教师在知晓 ADHD 儿童的实情后，要关注这些学生的行为，包括学习常规、学习用品管理、时间管理、遵守课堂纪律、同伴交流等行为矫正的目标设定。要从最易让 ADHD 儿童获得成功的症状开始，而且正性强化的鼓励应多于暂时隔离法或消退法，赞赏和表扬并非只在 ADHD 儿童做得很完美的情况下给予，而是当其较过去有进步时，就要及时赞赏，让 ADHD 儿童建立自信，能够按既定的目标持续地矫正不良行为。

（3）父母与家校的良好沟通：教师要更多地与 ADHD 儿童父母进行沟通，反映 ADHD 儿童在校的表现、治疗的进步、症状的反复，以及行为矫正成功的经验，使家长能够了解 ADHD 儿童 24 小时内的全貌，以便就诊时向医生报告实情。在这个环节中，一些家长持有疑虑，生怕教师知晓患儿的情况后会戴着有色眼镜看待，为此而隐瞒病情。其实，教师已对 ADHD 有一定程度的知晓和觉察性。不少学校也已经开展儿童 ADHD 的教学研究，其目的在于促进家校结合，对 ADHD 儿童进行有效的干预。

（4）学校对 ADHD 儿童的辅助干预：有些学校已经配备了心理辅导教师，对于 ADHD 儿童的行为或心理问题，心理辅导教师可以配合做心理咨询，对缓解 ADHD 儿童的自卑、失望、情绪消极的心理或行为症状起到一定的作用。此外，学校还可以开展对 ADHD 儿童的有氧运动训练来改善其行为症状，而这些干预措施是 ADHD 儿童及其家庭所乐于接受的，使其切身感受到了学校的关爱。教师与临床医生的沟通虽然困难较多，但仍存在可行性。如果医教结合落到实处，临床医生对教师转介来的学生可以开辟绿色通道。

六、 综合干预模式

综合干预模式是 ADHD 治疗的一大特点，也就是说，ADHD 的治疗并非只依赖于药物治疗，还有非药物治疗。综合干预不仅可以减少 ADHD 的核心症状，还能对学习效率、生活技能、人际交往等的改善起到积极的效果，它也是家庭乐意采纳的一些方法。

（一）定期评估

ADHD 儿童/青少年在初诊时一定经过了评估的过程，而这个评估实际上就是一个基线水平或基础资料，反映在 ADHD 状态下其认知、情绪、行为表现或症状。当进入治疗阶段后，定期评估是必需的。一则可反映治疗前后的变化和疗效，二则可作为调整治疗的依据，三则可取信于家庭，确认患儿的进步，增加治疗的信心。儿童/青少年正处于生长发育期，随着年龄的变化，他们的各种能力也会发生动态的变化。当确诊 ADHD 后，在综合治疗过程中，尤其是采用首选药物治疗后，定期评估可了解治疗的效果。评估结果前后对照后可出现 3 种情况：①有明显变化，反映疗效好，可维持用药。②变化不明显或无变化，反映疗效不佳或无疗效，需要再次评估确认诊断或调整剂量或调整用药。③治疗之初变化明显，渐渐地效果不如刚开始用药那样明显，这意味着必须调整用药。

定期评估的间隔时间是有讲究的。以盐酸哌甲酯治疗为例，由于此药起效快，家长和教师很快会感觉到 ADHD 儿童/青少年的行为症状减少。而盐酸托莫西汀的治疗起效较慢，一般要 2～3 个月才会有较明显的效果。儿科医生要了解变化的具体情况，尤其在学习、情绪、社会功能方面的细节，比起量表的测试，定期评估从某种程度来说更为重要。在家长每次来门诊时，医生询问病情要仔细。而智力测试一般要间隔 3～6 个月。有些门诊不太重视定期评估，为了方便家庭用药，医生只是让家长定期配药，患儿不在门诊出现。这种情况一定要杜绝。

（二）调整治疗方案

经过对 ADHD 案例的定期评估，倘若治疗无效，则要确认最初的诊断是否成立。如果成立，那么意味着要调整治疗方案。例如，一个学龄儿童仅用行为或心理治疗而无效，这时就要考虑药物治疗。如果最初的诊断经过再评估而不能再成立，那么治疗方案就要根据新确立的诊断进行。例如，原先诊断的 ADHD 其实是焦虑障碍，这时就要转诊至精神科。此外，还存在经过再评估后，虽然诊断不变，但药物治疗未达到明显缓解的情况。例如，家长报告患儿的症状依然存在，仅程度上有所减轻，或老师反映症状改善不明显，这时就要调整原先的药物剂量了，不能按照初始剂量一成不变。我国的 ADHD 防治指南提到，盐酸哌甲酯缓释片初始剂量为 18 mg/d，早晨服药，对儿童可直接每周一次调整，直至最大剂量 54 mg/d；而盐酸托莫西汀在体重不足 70 kg 的儿童青少年初始剂量为 0.5 mg/kg，在至少 3 天之后逐步增加剂量至每日总目标剂量 1.2 mg/kg，可以每日单剂量早上给药或以等剂量在早上和傍晚给药。2～4 周之后，对尚未达到最佳量效反应的病例，每日总剂量可以增加至最大 1.4 mg/kg 或 100 mg/d；体重超过 70 kg 的儿童/青少年，盐酸托莫西汀的起始剂量可以从 40 mg/d 逐渐调整到 80 mg/d，最大为 100 mg/d。需要提出的是，所谓调整治疗方案并非是将一种治疗换成另一种治疗，或者药物治疗中的单纯剂量调整，而是要考虑综合治疗。因为 ADHD 儿童/青少年除了三大核心症状（即注意缺陷、多动、冲动）之外，还会出现一系列的行为症状，如小学低年级 ADHD 儿童不听指令、易发脾气、上课不遵守课堂纪律等，在首选药物治疗的同时，应辅以行为治疗；对年长患儿，特别是由环境中意外事件或压力过大所致的情绪问题，如自暴自弃、缺乏自信心、情绪低落等，在药物治疗的同时，还应进行心理咨询或心理治疗，这样才能保证更好的治疗效果。

（三）随访

随访是慢性疾病（简称慢病）管理中非常重要的临床技术。考虑到 ADHD 是学龄儿童患病率最高的慢性精神健康问题之一，其中有一些儿童的 ADHD 影响终身，因此随访是必不可少的。

随访有如下特点：

（1）随访是治疗的一部分：我国的 ADHD 指南在药物治疗建议中明确提出了针对慢病的医疗服务内涵，而这是通过随访过程进行的。随访过程包括：①提供该病的信息；②定期更新知识和指导家庭讨论疾病，有效回答家庭问题；③确保保健和其他服务协调和互补；④逐渐对儿童/青少年进行关于 ADHD 的适当教育；⑤帮助家庭确定治疗目标。

随访中要对已进入治疗的 ADHD 儿童/青少年进行评估。所谓治疗，不仅仅是针对药物治疗，也针对非药物治疗，如行为治疗、心理治疗等。随访中的评估可让家庭获得疗效信息，以及对照治疗前的基线水平所取得的改善情况，反映治疗的效果。随访除了一对一的就医之外，还应与父母、学校、医院的活动整合在一起，从而建立良好的医患关系，确保随访的顺利进行，以获得最大疗效。

（2）随访中改善医患关系：在随访中，与家庭的沟通占工作量的很大比例，其可帮助家人和儿童/青少年释放痛苦情绪。ADHD 对家庭造成了一系列负面影响，包括亲子关系紧张、家庭功能不良、家人情绪焦虑等。因此，在随访中临床医生要学会聆听，让家人宣泄不良的情绪，如担忧、悲伤、烦恼等。让家庭成员科学地理解患儿的症状和行为，而不是一味地批评、指责，更重要的是教会家长对待患儿的正确关注方式，避免负性关注；帮助家长面对和处理患儿的不良行为，如不遵守规则、不听指令、不按时完成家庭作业等，采取循序渐进的行为矫正方式改变家庭教养技能。不仅如此，临床医生也要尊重 ADHD 儿童/青少年对疾病的认识、治疗的感受，以及学习、家庭生活状况，尤其是年长患儿，让他们清楚自己的问题，接受规范治疗，获得环境的支持、心理的疏导，建立自信，勇于面对问题，发挥个体的主观能动性。

无论是家庭沟通还是儿童的咨询，都需要临床医生具备高度的责任心和爱心，这样才能使家庭和儿童/青少年感受到有温度的医疗服务，这也是保证长期随访的一个重要前提。从这个角度来说，随访和良好的医患关系是相辅相成的。

（3）随访中的家校沟通：家庭固然是 ADHD 随访中信息反馈的重要提供者，但不是唯一的提供者，学校的反馈同样重要，所以家校医三方的沟通是必需的。而医生处于三方的中间一环，既要询问家长关于患儿在治疗过程中的行为变化与治疗剂量之间的关系、剂量调整与疗效的关系，又要询问老师关于 ADHD 儿童/青少年在校的表现情况。临床医生可通过家长与教师的联系间接获得信息。更好的做法是临床医生能直接与教师沟通了解实情。当然，前者是临床通常采取的方法，而后者却是医教结合的具体实践。家校医三者之间如果建立起良好的沟通，会产生这样一些益处：①了解家庭 ADHD 儿童的行为表现；②获得治疗过程中的疗效信息；③及时获悉症状是否有反复及其与治疗之间的关系；④良好地进行综合治疗，如行为矫正、心理咨询、有氧运动训练等；⑤长期追踪 ADHD 儿童随年龄增长在不同治疗方案下的结局。学校的信息对临床医生之所以如此重要，是因为在治疗中首选的一种药物即盐酸哌甲酯的最大作用发生于患儿在学校的时段。因此，教师提供的信息更为重要。此外，家庭对 ADHD 儿童的治疗常有动摇不定之举，在擅自停药过程中，教师会立即观察到症状的反复，反馈给家庭，有利于临床医生对 ADHD 的长期治疗。

参考文献

1. 郭琳琳.注意缺陷多动障碍儿童脑电生物反馈治疗研究进展［J］.中国特殊教育，2018，4：53-59.
2. 金星明，禹东川.注意缺陷多动障碍标准化门诊建设与规范化管理［M］.北京：科学出版社，2019.

3. 李建英，邹小兵，静进，等.注意缺陷多动障碍儿童执行功能特征［J］.中国心理卫生杂志，2005，19（3）162-165.

4. 卢游，杨凡，毛萌.不同治疗方法对儿童注意力缺陷多动障碍疗效的循证评价［J］.临床儿科杂志，2010，28（8）：744-747.

5. 陆林.沈渔邨精神病学［M］.6版.北京：人民卫生出版社，2018.

6. STENPHEN M S. Stahl 精神药理学精要：神经科学基础与临床应用［M］.3版.司天梅，黄继忠，于欣.主译.北京：北京大学医学出版社，2011.

7. 苏林雁.多动症儿童的科学教养：写给多动症儿童的父母［M］.2版.北京：人民卫生出版社，2018.

8. 王玉凤.注意缺陷多动障碍［M］.北京：北京大学医学出版社，2019.

9. 肖琳，张微.全纳教育视角下注意缺陷多动障碍儿童的学校干预［J］.中小学心理健康教育，2011（13）：4-7.

10. 杨玉凤.儿童发育行为心理评定量表［M］.2版.北京：人民卫生出版社，2023.

11. 张勋，孙玉燕，康娟，等.感觉统合训练对注意缺陷多动障碍儿童干预效果分析［J］.中华全科医学，2022，20（1）：95-98.

12. 郑毅，刘靖.中国注意缺陷多动障碍防治指南［M］.2版.北京：中华医学电子音像出版社，2015.

13. 中华医学会儿科学分会发育行为学组.注意缺陷多动障碍早期识别、规范诊断和治疗的儿科专家共识［J］.中华儿科杂志，2020，58（3）：188-193.

14. 中华医学会儿科学分会神经学组.儿童抽动障碍诊断与治疗专家共识（2017实用版）［J］.中华实用儿科临床杂志，2017，32（15）：1137-1140.

15. 中华医学会小儿外科学分会小儿尿动力和盆底学组和泌尿外科学组.儿童遗尿症诊断和治疗中国专家共识［J］.中华医学杂志，2019，99（21）：1615-1620.

16. American Academy of Pediatrics. ADHD: clinical practice guideline for the diagnosis, evaluation, and treatment of attention-deficit/hyperactivity disorder in children and adolescents［J］. Pediatrics. 2011, 128（5）：1007-1022.

17. American Psychiatric Association. Diagnostic and statistical manual of mental disorders DSM-5-TR［M］. 5th ed. Arlington: American Psychiatric Publishing, 2013：59-65.

18. ANDERSON P. Assessment and development of executive function（EF）during childhood［J］. Child Neuropsychology, 2002, 8（2）：71-82.

19. BAEYENS D, ROEYERS H, HOEBEKE P, et al. The impact of attention deficit hyperactivity disorders on brainstem dysfunction in nocturnal enuresis［J］. The Journal of Urology, 2006, 176（2）：744-748.

20. BAHALI K, IPEK H, UNERI O S. Methylphenidate and atomoxetine for treatment of nocturnal enuresis in a child with attention-deficit hyperactivity disorder［J］. European Child & Adolescent Psychiatry, 2013, 22（10）：649-650.

21. BARKLEY R A. Behavioral inhibition, sustained attention, and executive functions: constructing a unifying theory of ADHD［J］. Psychological Bulletin,

1997, 121（1）: 65 - 94.

22. CORKUM P, TANNOCK R, MOLDOFSKY H. Sleep disturbances in children with attention - deficit/hyperactivity disorder ［J］. Journal of the American Academy of Child & Adolescent Psychiatry, 1998, 37（6）: 637 - 646.

23. CORTESE S, BROWN T E, CORKUM P, et al. Assessment and management of sleep problems in youths with attention-deficit/hyperactivity disorder ［J］. Journal of the American Academy of Child & Adolescent Psychiatry, 2013, 52（8）: 784 - 796.

24. CORTESE S, HOLTMANN M, BANASCHEWSKI T, et al. Practitioner review: current best practice in the management of adverse events during treatment with ADHD medications in children and adolescents ［J］. Journal of Child Psychology and Psychiatry, and Allied Disciplines, 2013, 54（3）: 227 - 246.

25. DISORDER S O A D, Steering Committee on Quality Improvement and Management, WOLRAICH M, et al. ADHD: clinical practice guideline for the diagnosis, evaluation, and treatment of attention-deficit/hyperactivity disorder in children and adolescents ［J］. Pediatrics, 2011, 128（5）: 1007 - 1022.

26. DRECHSLER R, ZULAUF LOGOZ M, WALITZA S, et al. The relations between temperament, character, and executive functions in children with ADHD and clinical controls ［J］. Journal of Attention Disorders, 2018, 22（8）: 764 - 775.

27. FAN L Y, CHOU T L, GAU S S F. Neural correlates of atomoxetine improving inhibitory control and visual processing in Drug-naïve adults with attention-deficit/hyperactivity disorder ［J］. Human Brain Mapping, 2017, 38（10）: 4850 - 4864.

28. JENSEN C M, STEINHAUSEN H C. Comorbid mental disorders in children and adolescents with attention-deficit/hyperactivity disorder in a large nationwide study ［J］. ADHD Attention Deficit and Hyperactivity Disorders, 2015, 7（1）: 27 - 38.

29. KHAJEHPIRI Z, MAHMOUDI-GHARAEI J, FAGHIHI T, et al. Adverse reactions of Methylphenidate in children with attention deficit-hyperactivity disorder: report from a referral center ［J］. Journal of Research in Pharmacy Practice, 2014, 3（4）: 130 - 136.

30. KOTARO Y, SHINICHIRO N, YUKO I, et al. Long-term melatonin treatment for the sleep problems and aberrant behaviors of children with neurodevelopmental disorders ［J］. BMC Psychiatry, 2020, 20（1）: 445.

31. KRINZINGER H, HALL C L, GROOM M J, et al. Neurological and psychiatric adverse effects of long-term methylphenidate treatment in ADHD: a map of the current evidence ［J］. Neuroscience & Biobehavioral Reviews, 2019, 107: 945 - 968.

32. LAN Y T, LIU X P, FANG H S. Randomized control study of the effects of executive function training on peer difficulties of children with attention-deficit/hyperactivity disorder C subtype ［J］. Applied Neuropsychology: Child, 2020, 9

（1）：41－55.

33. LEE H Y, CHEN R A, LIN Y S, et al. The written language performance of children with Attention Deficit Hyperactivity Disorder in Taiwan [J]. Research in Developmental Disabilities, 2014, 35（8）：1878－1884.

34. LYCETT K, MENSAH F K, HISCOCK H, et al. Comparing subjective measures of behavioral sleep problems in children with ADHD: a cross-sectional study [J]. Sleep Medicine, 2015, 16（11）：1377－1380.

35. MUELLER K L, TOMBLIN J B. Examining the comorbidity of language impairment and attention-deficit/hyperactivity disorder [J]. Topics in Language Disorders, 2012, 32（3）：228－246.

36. PLISZKA S, AACAP Work Group on Quality Issues. Practice parameter for the assessment and treatment of children and adolescents with attention-deficit/ hyperactivity disorder [J]. Journal of the American Academy of Child and Adolescent Psychiatry, 2007, 46（7）：894－921.

37. QIAN Y, FAN Z L, GAO B L, et al. Efficacy and acceptability of a second dose of ecological executive skills training for children with ADHD: a randomized controlled study and follow-up [J]. European Child & Adolescent Psychiatry, 2021, 30（6）：921－935.

38. SPENCER T J, KRATOCHVIL C J, SANGAL R B, et al. Effects of atomoxetine on growth in children with attention-deficit/hyperactivity disorder following up to five years of treatment [J]. Journal of Child and Adolescent Psychopharmacology, 2007, 17（5）：689－699.

39. WILENS T E. Effects of methylphenidate on the catecholaminergic system in attentiondeficit/hyperactivity disorder [J]. Journal of Clinical Psychopharmacology, 2008, 28（3 Suppl 2）：S46－S53.

40. WOLRAICH M L. Diagnostic and statistical manual for primary care（DSM－PC）child and adolescent version: design, intent, and hopes for the future [J]. Journal of Developmental & Behavioral Pediatrics, 1997, 18（3）：171－172.

第三章 实践部分

一、上海市儿童医院的十年实践

在我国，由于家长和教师对 ADHD 缺乏科学的认知，目前存在三大问题：一是就诊率低，仅有 10％的 ADHD 儿童/青少年就诊，其中仅有 1/3 接受药物治疗。二是诊断年龄晚，国外 ADHD 的平均诊断年龄为 7 岁，约 1/3 的 ADHD 儿童在 6 岁之前被诊断。而我国大部分 ADHD 儿童进入小学后在 7～10 岁才被诊断并接受治疗。三是治疗依从性差，家庭、课堂行为干预训练未能落到实处。综上所述，加强 ADHD 的科普教育非常重要。

考虑到 ADHD 大多在学龄期孩子身上发生，且与家长、教师关系密切，在借鉴国际经验的基础上，我们探索了 ADHD 医教结合科普教育服务模式，整合医学、教育、家庭等各方面力量，以提高 ADHD 的知晓率、就诊率，提高治疗的依从性。在上海市教育委员会（以下简称市教委）、上海市卫生健康委员会（以下简称市卫健委）的大力支持下，从 2012 年起至今十余年间，上海市儿童医院 ADHD 科普团队先后在上海市静安区 6 所小学、嘉定区 14 所小学以及普陀区 25 所小学和 7 所幼儿园开展医教结合科普教育，覆盖学龄期儿童 29 510 名，学龄前 4～6 岁儿童 1 785 名；儿童年龄从最初的 6～9 岁逐步拓展至 4～12 岁；组织形式从医教结合到医教家结合；科普教育的内容不断深入，从最初系列的对疾病的科学认知拓展到后续治疗随访中的行为管理方法；科普教育的形式不断丰富创新，从线下到线上线下相结合，从讲座培训到家长沙龙、团体咨询、暑期夏令营、团体功能训练、数字疗法等。主要内容如下所述。

（一）科普进校园，开展 ADHD 医教家结合系列科普教育

医生定期走进校园，为教师和家长提供 ADHD 咨询服务和科普教育，包括 ADHD 的表现、病因、危害、治疗和预后，教授家长和教师行为管理的方法和策略；编写"ADHD 家长教师培训系列"课程及科普手册；录制 20 集总时长为 60 分钟的 ADHD 系列科普视频。

（二）医教结合科普教育贯穿 ADHD 全过程管理，实施一体化干预

在筛查诊断方面，医生向家长和教师提供教育咨询，这样不仅可以通过家长了解孩子的表现，还可以通过教师了解孩子在校表现；在治疗、随访方面，家长、教师通过相关量表对疗效进行评估、反馈，并且由医生对家长、教师开展相关的教育培训，在家庭、学校和医院之间建立每日报告卡制度，注重评估反馈，形成闭环管理。

ADHD 医教结合系列科普教育贯彻以儿童为中心的理念，提出整合型全周期健康教育服务模型。整合医教家资源，覆盖预防医学和康复医学；实现了组织管理创新，构建了医教家共同参与的服务组织体系；实现了服务模式创新，体现了健康教育与三级预防紧密结合，促进疾病早发现，提高治疗依从性，指导开展家庭、课堂行为训练；实现了技术创新，构建信息平台，在国内率先开展 ADHD 数字疗法。

团队前期依托互联网医院信息化平台，建立稳定的医教家一体化平台"互联网医院-校园服务站"。医生定期走进校园，为学校教师和家长提供咨询服务和必要的科普宣传；构建医生-教师-家长三方联络反馈体，对 ADHD 儿童的行为表现进行监测和随访，并通过互联网进一步向公众普及 ADHD 的相关知识。依托校园服务站，通过医教家一体化，对 ADHD 儿童实施行为治疗，包括在校园环境中帮助患儿建立良好的行为和学习习惯，设立社交技能性课程和与 ADHD 儿童发展有关的补偿性课程，例如听说训练、注意力训练等课程；在家庭环境中对 ADHD 儿童的行为、情绪、关系等方面进行引导和管理。

团队医教结合项目先后得到上海市教委和市卫健委的高度认可和支持，先后入选市教委重点专项和市卫健委重点专项支持。2018 年《新民周刊》刊登了

团队开展的"多动症医教结合"项目,对静安区内小学生开展 ADHD 项目的筛查进行了报道,提高了家长和教师对 ADHD 的知晓度。2021 年,《上海大众卫生报》刊登了上海市儿童医院在建设儿童友好型医院的探索和实践中,医教结合助力 ADHD 儿童成长。同年,医院联合普陀区各级各类区属医疗机构成立"上海市儿童医院-普陀区儿科医疗联合体",继续探索基于"互联网 +"的儿童 ADHD 医教家一体化干预模式,该模式被纳入《2021 年普陀区妇幼健康工作要点》中,在普陀区中小学幼儿园全面推广。

此外,团队还围绕 ADHD 儿童的医教结合持续开展了大量临床研究。继2012 年承担上海市教委学生健康重大委托项目,开始 ADHD 医教结合科普教育后,又相继主持参与了上海市公共卫生三年行动计划、上海市公共卫生重点学科建设项目、上海市卫健委妇幼专项项目。依托项目持续推广 ADHD 医教结合科普教育,形成良性循环。医教结合成功案例《医教结合帮多动症孩子"静"下来》于 2016 年刊登于《大众医学》;截至 2022 年已累计发表相关中文核心论文3 篇、英文 SCI 收录论文 3 篇,中文文献有超过 1 000 人次的下载量,英文文献有超过 5 000 人次的浏览量,研究成果被国内外学者认可,促进了上海市浦西地区儿童 ADHD 医教结合项目的推广。

二、 组织模式

在开展筛查前,由专业的儿童保健科医生向试点学校的心理教师、班主任和家长进行线上或线下的 ADHD 科普宣教,包括:ADHD 疾病知识(定义、病因、症状、危害及预后),ADHD 的诊断和治疗(诊断标准、药物治疗与非药物治疗),SNAP-Ⅳ量表的填写要求和规范。家长和教师分别在互联网平台填写家长版和教师版 SNAP-Ⅳ量表,根据结果,家长自愿选择是否带儿童前往上海市儿童医院儿童保健科就诊。对于就诊儿童,儿科医生进行详细的临床访谈、行为评定、功能评估及相关医学检查,根据 DSM-5 的标准进行 ADHD 诊断。

在 ADHD 诊断和治疗上,团队实施医教家一体化模式中的分工协作如图 3-1 所示。 在 ADHD 诊断方面,由家长和教师分别提供儿童在家庭和校园的行为表现情况，医生收集家校情况，并进行体格检查、神经发育评估和相关医学检查，从而进行诊断。 在 ADHD 治疗方面，分为药物治疗和行为治疗。家长和教师分别反馈用药后儿童在家庭和学校的表现，医生据此更好地调整药物治疗方案。 同时，医生教授家长和教师行为治疗的方法和策略，由家长和教师分别在家庭和校园中对儿童实施行为治疗。

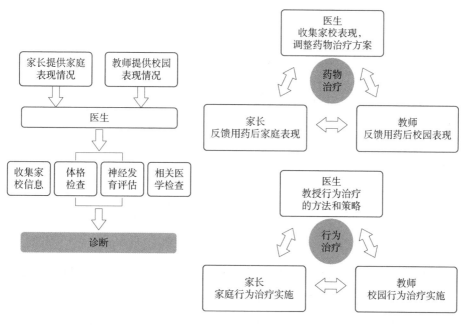

图 3-1　医教家一体化分工

三、筛查工具

（一）SNAP-Ⅳ评定量表

SNAP-Ⅳ评定量表是用于评定 ADHD 儿童核心症状严重程度的行为量表。根据 DSM 中 ADHD 诊断原则编制而成。由 26 个条目组成，使用 0~3 的四级评分：0，无；1，偶尔；2，经常；3，总是。包括 3 个子量表：注意力（1~9）、多动/冲动（10~18）和对立违抗（19~26）。分数越高表明症状越严重。该量表内部一致性信度 Cronbach α 系数为 0.96，重测信度为 0.68。筛查阳性标准为注意力、多动/冲动和对立违抗≥2分的条目数分别大于6条、6条和4条，注意力或多动/冲动任一维度为阳性。

（二）电子筛查平台

团队构建了以 SNAP-Ⅳ 量表为基础的电子筛查平台（图3-2），主要包含注册、测评和结果三部分，用户可在结果页面选择跳转至互联网医院挂号就诊。

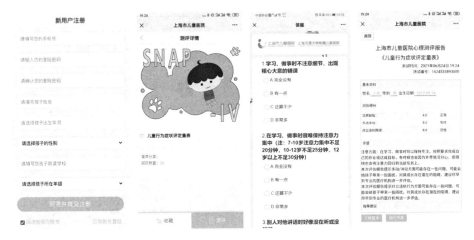

图3-2   电子筛查平台界面

教师在教师端输入相关信息后进入测评界面，完成 SNAP-Ⅳ 量表（教师版）的填写，填写完成后不出现结果提示。家长在家长端输入信息进行注册后进入测评界面，主要包含 SNAP-Ⅳ 量表（家长版）以及疾病史（是否确诊过 ADHD）的填写，填写完成后直接出现结果界面，测评报告包含子量表结果和相关评语，家长可根据测评结果自主选择是否前往医院就诊。

四、培训与健康教育

（一）教师对于 ADHD 儿童的重要性

教师往往是第一个怀疑或发现儿童可能患有 ADHD 的人，这是因为 ADHD 的症状通常会影响患儿学习成绩或扰乱班级中的其他学生。此外，教师一年中的大部分时间都和学生们待在一起。在一个与家里截然不同的环境中，教师与学生相处，可能在无意之间观察到学生的行为。相对于家长，教师对 ADHD 儿童的了解更为客观，更容易早期发现孩子的异常表现，了解孩子父母不知道的事情。教师在教学过程中，逐渐察觉出一些学生在需要集中注意力和自我控制的课堂环境中表现出的异常，这些症状可能是 ADHD 的表现。若教师可以早期识别出可疑儿童，帮助临床医生在筛查和治疗中制订出适当全面的方案，则可降低患儿生命周期中发生其他疾病的概率。

学生在学校是否能获得成就关系最密切的就是学生的教师。无论 ADHD 儿童上什么学校、学校在哪儿、是公立学校还是民办学校、学校班级大还是小，这个结论都是成立的。教师是排在第一位且最重要的一个因素，特别是如果教师具有 ADHD 方面的经验、愿意付出额外的努力，以及对 ADHD 学生的理解，这些都是学生在学校有所成的要素。国外的一篇论文就教师身上的哪些特点或要素会对 ADHD 儿童在学校的良好表现产生重要影响进行了科研和临床文献的综述，发现最重要的几个要素包括教师的耐心、对 ADHD 的了解程度、在班级中对 ADHD 儿童进行有效管理的教学技巧掌握程度以及在 ADHD 学生的治疗过程中与团队其他治疗者之间的合作。对 ADHD 有扎实的知识积累、实践经验和积极态度无疑是教师工作中的画龙点睛之笔。许多家长会向教师寻求治疗建议，或者问一些关于 ADHD 的基本问题，教师提供准确的信息、让家长了解有效的干预措施，可以很好地帮助学生在学校改善症状。

在学校帮助下 ADHD 学生获得进步是一项挑战，学校的整体风气对 ADHD 学生的管理至关重要，通常管理方法上的细微改变就会对学生产生巨大的影响。ADHD 学生问题复杂，有效的治疗需要关注 ADHD 学生的学业、行为和社会表现等多个方面。ADHD 儿童的多模式治疗涉及许多不同的专业团体，包括医生、治疗师、教师、家长等。在这些群体中，作为教育工作者的教师往往花在这些孩子身上的时间最多。正因为如此，学校在 ADHD 儿童成长过程中发挥着核心作用，故这部分内容可以帮助广大的教育工作者在学校里更有效地与 ADHD 学生打交道。

（二）教师的常见误解

虽然目前大部分教师都知道 ADHD 是一种疾病，但是在实际管理学生的过程中，教师仍可能会有以下误解。

1．"如果他努力集中注意力，我相信他可以做到"

前面提到，ADHD以多种方式呈现。在注意力集中的情况下，患儿通常没有行为问题，但患儿集中注意力相对困难，尤其是在非常普通的任务上。无论他们多么努力地集中注意力，仍然无法做到。这样的孩子可能被视为"懒惰"。教师认为："他可以几个小时专注于电脑和其他有趣的事情，但当他试图做作业时，却总是开小差。"教育界普遍存在一种误解，即专注是一种"全有或全无"的情况。其实，研究表明，许多孩子，尤其是聪明的孩子，能够过度专注于他们认为有趣的主题，但无法专注于其他任务。虽然每个人在某种程度上都是这样的，但在患有ADHD的孩子身上非常明显。

2．"我不相信ADHD——我认为这只是家长不良养育方式的借口"

虽然我们不要求所有教师都必须掌握ADHD的疾病知识，但是ADHD是一种经过明确验证的、真实存在的、国际公认的疾病。WHO发布的最新版《国际疾病分类》（第11修订本）（International Classification of Diseases，ICD-11）已将ADHD纳入神经发育障碍疾病中，我国的《中国精神障碍分类与诊断标准》（第3版）［Chinese Classification and Diagnostic Criteria of Mental Disorders (3rd ed)，CCMD-3］也已将ADHD纳入。患有ADHD的儿童有不同的表现方式，有些可能在行为上存在异常，有些可能更多地体现为喜怒无常，有些可能有更多的学习问题或社会问题。这实际上取决于ADHD的核心症状——冲动或注意力不集中在儿童个体中的表现程度以及并发症发生的程度。

3．"我见过一个孩子在服药后昏昏沉沉，我认为孩子们不应该服药"

虽然部分接受治疗的儿童可能会被要求服药，甚至出现一些不良反应，但是若及时随访，调整药物剂量，联合非药物治疗，情况就会相对改善。教师能认识到ADHD是一种神经发育障碍性疾病（有时被称为"隐形的障碍"），这对教师和学生来说都是有益的。患有ADHD的儿童难以完成大多数人认为理所当然的任务，他们在校园里的不适应程度往往很容易被低估。长此以往，他们会认为学校、班级是一个充满敌意的地方。即使患儿具备优秀品质和创造力，也可能会被逐渐磨灭。而且学习成绩不佳、行为问题、社交困难以及抑郁或焦虑等共病，可能会使情况进一步复杂化。这意味着教师需要对学生的教育策略做出调整，以帮助学生们发挥正常的水平，而不是找借口推脱。大多数症状相对不那么严重的 ADHD 儿童在经过干预后都能很好地适应日常生活，因此对ADHD 有深入了解的教师往往能够更好地为这些儿童提供适当的教学协助和必要的支持。

面对 ADHD 学生，教师需要有以下的认识：

（1）即使都患有 ADHD，不同的孩子会表现出不同的行为和不同的学习风格。

（2）ADHD 不是借口，而是对异常行为的解释，应认识到它的存在及其严重性，而不是持怀疑态度。

（3）家庭、学校以及医生之间应该保持密切的合作关系。

（4）应对药物治疗的基本原理有充分的了解，并且加强对接受药物治疗儿童的关注。

（5）保护孩子的自尊和培养孩子的自信。

（6）对可能在幼年时存在情绪、行为问题或学习困难的儿童进行筛查，应尽早进行，以防止症状恶化。

有效的校园管理对于任何 ADHD 儿童都是必不可少的，对于教师来说，对ADHD 有一个正确的理解是很重要的，这样才能实施适合孩子的有效行为干预策略。

（三）ADHD 儿童在校园的常见表现

1. 学龄前儿童

尽管学龄前 ADHD 儿童的年龄较小，但其表现出的症状与学龄期儿童非常相似。学龄前 ADHD 儿童以多动、冲动为主要表现，这类孩子精力旺盛，总是不停地动来动去，身上就像安装了马达一样。在幼儿园中，教师需要对有以下迹象的儿童加以重视。

（1）说话过多和刻意制造噪音：在幼儿园，当教师给予指令时，ADHD 儿童不能保持安静。他们可能会连续问很多问题，但很有可能在问题得到回答之前就跑掉了。

（2）不停地动：ADHD 儿童不能安静地坐着。他们在座位上坐着的时候踢或者晃动他们的脚，甚至可能围着教室绕圈跑，直到把自己累坏。

（3）不喜欢或回避那些需要注意力超过一两分钟的活动：对于学龄前 ADHD 儿童来说，坐在桌子旁听别人读书或看别人吃饭是很困难的，甚至是几乎不可能完成的活动。在幼儿园，这些孩子可能很难在讲故事的时候坐着不动，或者在其他孩子睡觉的时候打个盹。

（4）几乎总是很难集中注意力在其不喜欢的任务上：对于喜欢的活动，ADHD 儿童可以保持长期的专注力，但是他们往往不是对幼儿园的每一个活动都感兴趣。当手头的任务很无聊或者重复的时候，他们就不能保持专注。很多 ADHD 儿童难以听老师讲解或唱歌，很难掌握老师传授的知识。

（5）与其他孩子相处有困难：ADHD 儿童很难做到与同龄小朋友合作。当愿望得不到满足时，会与其他孩子发生争执，可能会让其他孩子感受到攻击性，他们甚至会打人、踢人或咬人。有些会不请自来地干涉别人的游戏，或者从别的孩子手里抢走玩具。

（6）因为无所畏惧而陷入潜在的危险境地：ADHD 儿童在控制行为方面有困难。在行动之前似乎不能"抽出时间考虑"。由于他们的冒险行为，这类孩子比其他孩子更容易受伤。即使是在危险的情况下，比如在马路上或者已经爬得很高的时候，他们也会不假思索地奔跑、攀爬和跳跃。因此，在进行户外活动时，教师需要格外小心这类儿童。

2. 学龄期儿童

（1）课堂表现：如前所述，行为上的不良表现是一个严峻的问题。有些学龄期 ADHD 儿童常常坐不住，在座位上扭来扭去、东张西望、左顾右盼，甚至离开座位随意走动；在课堂上大声疾呼，或者不举手就脱口说出答案；当老师提问时，他们却似乎在做白日梦。这些都是众所周知的 ADHD 症状。对于患ADHD 的孩子来说，在课堂上从一种活动过渡到另一种活动其实是特别困难的，尤其是当他们需要停止一些他们觉得比接下来的活动更刺激的活动时，这种行为被称为"注意力转移障碍"。课堂上，老师布置任务后，ADHD 学生一般不会立马开始做。也许是因为刚才的心不在焉，不知刚刚老师讲了什么；也许是想等会再做，习惯性地延迟任务。久而久之，其他学生都做完了，而他还未开始做，长此以往就是一个恶性循环。

（2）课后表现和同伴关系：相信很多教师都遇到过这种情况——有些学生总是会以"作业忘带了"为借口而无法上交前一天的作业。部分 ADHD 学生回家第一件事可能是想"休息一会再开始做作业""玩一会再开始""吃完饭再开始"，常常推迟作业的开始时间。如果家长不关心，当天的作业就是只字未动，第二天他们就编造各种借口不上交作业。这类儿童常常抓不住重点，在任务的组织、激活方面存在非常大的问题。虽然 ADHD 儿童的智商并不低下，但是由于注意力不集中和拖延，他们往往在听、说、读、写、推理、计算等多方面存在缺陷，导致理解、记忆、思维等多方面出现问题，最明显的现象就是学习困难，学习成绩不尽如人意，容易受到家长和教师的批评、同伴的嘲笑，有些患儿也会因为愧疚而更加厌学，久而久之，问题越来越严重。

有些 ADHD 学生往往会很敏感，难以接受挫折，在维持稳定情绪方面存在困难。一旦遇到挫折，就容易被击败，导致情绪失控。部分 ADHD 学生的冲动可能会在行为上表现出来，与同学打闹、大打出手的现象十分常见。随着孩子年龄的增长，冲动会更多地表现在口头上。这种冲动经常阻碍有效的社交互动，社交困难影响了他们在课后时间建立友谊的能力。一些学龄期 ADHD 儿童在情感上显得不成熟，而且会较大概率伴有发脾气、对立违抗性障碍等情绪和行为问题。而情绪和行为障碍往往是 ADHD 儿童社会功能损害的一个重要原因。

患有 ADHD 的学生可能会给教师带来压力，因为他们通常会有各种行为问题、学习困难和其他障碍，在校园里可能会有更多的需求。

（四）教师如何识别 ADHD 儿童

教师在 ADHD 评估过程中是重要的信息提供者，因为他们会观察学生的行为和监督学习。通常教师熟悉正常学生的行为，因此教师很可能知道一个学生的行为方式是否不利于其发展。而且教师也知道学生是否在学习上有困难，并且熟悉困难的性质（比如在完成作业方面有困难或在考试中表现不佳），有经验的教师甚至可以评估学生的问题是否由 ADHD 的症状引起，如听课时注意力不集中、难以听从指示完成作业或经常粗心马虎等。

虽然教师无法诊断ADHD，但是教师可以将学生的情况反馈给家长和医生。当教师注意到一些学生身上的反常行为后，可以向学生家长或学校的心理教师反馈。面对一个在课堂上经常捣乱、注意力不集中、容易分心，甚至可能被要求休学的学生，教师可以将ADHD考虑为可能的原因之一。尽管目前只有临床医生才能对儿童ADHD做出准确的诊断，但教师和家长同样需要对孩子的病情及其核心症状了如指掌。本部分内容将详细介绍教师如何识别ADHD儿童。

1. 教师访谈

评估过程通常从访谈开始，访谈是收集学生基本信息的一种简单而有效的方法。有两种不同的访谈形式——结构化和半结构化。结构化访谈主要是受访者（教师）按照访谈者（医生）提出的问题进行回答，答案大多是明确的（是/不是）。半结构化访谈允许访谈者更自由地询问学生某些行为，并提出后续问题，更仔细地思考学生行为的严重性（例如，有多少干扰是由学生的任务外行为引起的，不专心的行为是否需要教师不断提醒）。这两种访谈形式的主要目的都是列出学生的具体问题行为，然后将访谈的结果与ADHD的DSM－5标准进行比较。

教师访谈可以提供关键的评估信息。因为教师直接观察学生的课堂行为，通常是第一个注意到学生的行为可能由ADHD引起的人。与此同时，他们熟悉正常儿童的行为，并且可以很容易发现ADHD儿童与正常儿童有较大的差异。教师访谈应包括一些问题，以帮助确定是否存在符合DSM－5中ADHD诊断标准的行为。教师访谈还应涉及学生的问题行为是否受周围环境影响，以确定可能导致问题行为的原因，例如：学生的问题行为在个人或小组任务中更明显吗？ 学生在从一项活动转到另一项活动的过渡过程中是否有特殊的问题？ 问题行为是否取决于班上其他学生对这些行为的反应？ 教师还应考虑特殊的班级管理技巧处理这类学生的行为问题是否有效。

教师访谈还涉及学生的学习成绩和社会适应能力。有关学习成绩的信息很重要，因为大多数ADHD学生都会表现出学习功能损害，他们更容易出现阅读困难、粗心大意以及组织技能差等缺陷，教师访谈可进一步验证学生是否出现了这种情况甚至其他并发症。最后，教师对学生社交互动以及被同龄人接纳情况的观察可以帮助确定学生是否有社交技能缺陷。社交技能缺陷在 ADHD 学生中也很常见，例如，许多 ADHD 学生与同龄人交往容易出现情绪化和攻击性的行为，这通常会导致同伴疏离。教师访谈对于医生进行鉴别诊断或确定是否有并发症的存在至关重要。

2. 行为评定量表

行为评定量表通常用于儿童 ADHD 评估过程。通常是从多个来源收集儿童重要行为数据的有效方式。量表使用简单，基本可以相对较快地完成。评定量表由一系列客观陈述和数字评分组成，要求填写者根据学生在过去 6 个月内的典型行为对其进行评分。评定量表很有价值，因为其可直接评估 ADHD 的存在和严重程度。此外，许多评定量表都有不同年龄段正常儿童的得分范围，可以将有行为问题的儿童得分与正常界值进行比较，这是诊断 ADHD 的重要证据。

行为评定量表包含以下两类：

（1）第一类量表用于评估广泛的行为和症状，不仅限于 ADHD，还可帮助鉴别诊断其他疾病（如对立违抗性障碍、品行障碍等），可以排除由于其他疾病的存在出现疑似 ADHD 的症状或提示其他合并症。

（2）第二类量表专门针对 ADHD 症状的特定行为（注意力缺陷、多动/冲动）进行评估，主要侧重于 ADHD。如果教师只填写专门针对 ADHD 的量表，则可能会出现误诊或者忽略另外疾病存在的可能性。评定量表的结果也不能"一刀切"。一般来讲，教师会被要求为接受 ADHD 评估的不同学生填写一份以上的量表。表 3-1 为目前常用的教师评定量表以及适用情况。

表 3-1　常用的教师评定量表

量表	适用年龄（岁）	条目数
Conners 教师问卷/TRS	6～17	28
Conners-EC 教师问卷	2～6	112（行为量表） 70（发育量表）
CBCL 1.5-5	1.5～5	100
CBCL 儿童行为量表教师版本/TRF	6～18	113

量表	适用年龄（岁）	条目数
BASC - 2 教师版本	2～5	100
ECI - 4 教师版本	3～6	77
SWAN 量表教师版本	3～18	18
ADHD - RS - Ⅳ量表教师版本	3～5	18
SNAP - Ⅳ量表教师版本	6～18	26
SDQ 教师版本	4～16	25

3. 直接观察

在校园中直接观察学生是一种非常有参考价值的方法，观察可以提供 ADHD 症状的直接证据。通过直接观察，很容易确定学生是否表现出 ADHD 症状的行为，如长时间的注意力难以集中和注意持续时间短暂、粗大运动活动（坐立不安）或不适当的发声（如打断他人、制造噪音等）。教师若对学生进行多次观察，有机会看到和了解到 ADHD 儿童最真实、最完整的表现，这是有别于患儿在医生和父母面前呈现出来的表现。教师的观察和记录是非常重要的一手资料，可以帮助医生通过访谈信息、评定量表分数以及行为观察做出准确的诊断。

4. ADHD 的"危险信号"

教师需要意识到一些危险因素会增加学生患 ADHD 的概率。以下将详细地介绍性别、发病年龄与 ADHD 的相关性。

（1）性别：正如前文提到的，患有 ADHD 的儿童之间存在明显的性别差异，男、女童的比例在 4：1～9：1 之间。在过去的 40 年间，这种性别差异一直保持相对不变。对于这种差异的解释是，男童更容易出现 ADHD 症状，甚至破坏性行为和对立违抗性障碍，一般以外化性行为问题为主，如扰乱课堂、攻击他人、违纪等反社会规范行为；而女童以内化性行为问题为主，如害羞、焦虑等，因此，患 ADHD 的女童可能不会被注意到，因为她们没有表现出扰乱课堂等行为。

相关研究指出，在行为评定量表得分上，女孩的评分通常低于男孩，然而目前大部分量表的界值都未有性别区分，大部分常模量表是基于结合男孩和女孩的样本结果，这往往会导致男孩被过度识别，而女孩则被低估。患 ADHD 的女孩可能无法被识别，这意味着教师需要密切关注在课堂上遇到困难的女孩是否具有潜在 ADHD 行为，最有可能被忽视的女孩是那些看起来更孤僻、注意力不集中或思维杂乱无章的女孩。

（2）发病年龄：许多教师认为只有在进入小学后 ADHD 才有可能被诊断出来。如果儿童符合 ADHD 的所有诊断标准，明显的症状在多种环境中造成严重损害，但该儿童是学龄前儿童，这是否意味着该儿童可能没有 ADHD？有些教师在初中发现学生有 ADHD 的症状，但是误认为只有小学的孩子才有可能被诊断为 ADHD。

目前没有指南明确 ADHD 儿童的起病年龄，大部分情况下，多动和冲动症状在年龄小的儿童中比较明显，随着年龄的增长，注意缺陷症状逐渐突出。以往大量研究表明，ADHD 核心症状在 7 岁前常难以被识别，往往要到 7～12 岁才被发现，但并不排除在学龄前或者青少年时期被初次诊断。纵向研究指出，随年龄增长，ADHD 症状虽减少，但功能损害仍存在，因此，不管是学龄前、学龄期儿童还是青少年，教师都应当密切关注可疑的 ADHD 学生。

在考虑一个孩子的行为时，要将其与同龄的其他孩子进行比较，而不是与同班、同级的孩子进行比较。即使在一个班级里，孩子们的年龄差距几乎可以达到一年，这样的情况并不少见，而一年的时间对孩子的自我调节能力有很大的影响。同样重要的是，并不是每一个精力充沛或冲动的孩子都有 ADHD。只有当儿童经常表现出这些症状，在至少两种情境中（在学校和在家里）造成实际困难时，才会被诊断为 ADHD，导致其功能严重损伤的情况必须持续至少 6 个月。

一个坐不住的孩子，在课堂上不举手就将答案脱口而出的孩子，一个没有完成作业的孩子，一个在老师上课的时候似乎在做白日梦的孩子，这些行为都与 ADHD 有关，但是它们也可能是其他因素的结果：或许是焦虑，或许是心理创伤，或许仅仅是其比班上大多数孩子年纪小。这就是为什么对于老师来说，如果想要正确认识 ADHD，仔细观察尤为重要。

本部分内容概述了教师在 ADHD 评估过程中的作用。很明显，ADHD 的诊断并不像看检验和检查结果那么简单，ADHD 的诊断没有客观指标。虽然教师不需要做出实际确切的诊断，但是教师是儿童日常活动的密切观察者，可以作为有经验医生诊断 ADHD 的重要信息来源。

（五）那些令人操心的孩子——ADHD 儿童案例演示

下面将展示 ADHD 儿童案例（案例中的儿童名字均为化名）。

1. 好动的宇航

宇航父母一直认为宇航是一个聪明的孩子。在宇航上学之前，他会写自己的名字，识字认字很快，对世界上发生的很多事情都很了解。然而，他在学校的成绩却一直不好，副科科目成绩处于平均水平，主科科目成绩却远远低于平均水平。宇航的老师发现他在一些科目上可以很好地集中注意力，比如科学和信息技术，但在英语、历史和地理，尤其是他不喜欢的科目上，他表现得很差。宇航的父母非常担心，但校方认为他们过于焦虑了。

宇航的父母最终把他转到了一所民办学校，那里的班级规模很小，而且学校各项配置更加齐全。宇航有一段时间表现很好，第一学期成绩都名列前茅。可是到了第二学期，他渐渐又回到了老样子。

专业机构的智商评估显示，宇航的智商为 140，在所有儿童中排名前 1%，这意味着宇航似乎有巨大的潜力。

宇航的父母说：

"宇航很有能力，但他经常心不在焉，不愿意跟我们在一起说话，而且似乎不能很好地集中注意力。

"他可以专注于恐龙、计算机和天文学等东西，对这些感兴趣的东西，他可以专注好几个小时。

"他对某些事情知道得太多了——真希望他能把这些付诸实践，尤其是在学校里，能把精力用在正确的方向上。"

宇航的老师说：

"他在电脑上的专注程度令人惊讶，但在英语和数学上他像是在做白日梦。

"虽然他总是看着窗外，但他似乎总是知道我们在说什么。"

宇航说：

"我也不知道为什么做作业对我来说这么难。有些同学似乎只花我一半的时间，就能完成学校的作业。

"有一个有趣的老师会让一切都不一样。

"我真的不觉得自己很聪明。

"我发现我可以和一些成年人相处得更好。"

宇航虽然很有天赋，但患有 ADHD。

2. 活跃的益飞

益飞是一名因在教室与其他学生打架而被建议转学的初中生，老师怀疑益飞完成不了剩下的两年课程。在求学期间，益飞遇到了许多困难，他曾被要求停过几次课，通常是因为挑起打架或者对老师无礼。他的父母寻求了许多专业的意见，但通常都因他的不良行为而受到指责。

近几年，益飞变得越来越沮丧。他很难静下来，也很难完成他的家庭作业，哪怕是在看电视时也不能完全保持安静。对于他来说，集中注意力是非常困难的，这一点在他多年来的成长记录手册中都有提到。然而，他最让人头疼的是行为问题。益飞经常在校外闯祸，因为从商店偷东西而被送进警察局好几次，也收到了多次警告，他的父母非常担心。

益飞的父母说：

"当他还小的时候，就有医生提醒我他的过度活跃，需要加以治疗。

"我们只是觉得不能信任他。

"他身边有一些朋友，但我们觉得不适合他，那些都是不良少年。

"我们知道他可以做好，但他就是不专心做任何事情。

"他已经没有动力了。

"他有双重人格，前一分钟还喜欢做这件事，下一分钟又为这件事心烦意乱。

"益飞完完全全是一个想要离家出走的孩子。"

益飞的老师说：

"他太懒了，应该努力一点。

"如果他再打人，很有可能会受到处分。

"我不知道他怎样才能完成九年义务制教育。"

益飞说：

"我觉得我以后可以成为一名律师，因为可以靠辩论挣钱。

"我真的不在乎了。

"我不明白为什么有些事我能做，而有些事我不能。

"上学真的很累人，我只想出去找份工作。"

益飞在十几岁时被诊断患有重型 ADHD。

3. 话多的一诺

一诺生活在一片喧嚣之中。在幼儿园时，他在教室里不停地跑来跑去，并没有受到太多批评和指责。但在小学，一诺需要在座位上坐很久，他总是因为"捣乱"而惹上麻烦。无论是在家里还是在课堂上，他都滔滔不绝地讲个不停，而且总是插嘴，但这些插嘴的内容从来都不是重点。当他与小朋友一起玩耍时，他是那个最吵闹的孩子，其他孩子说他很讨厌。当他们玩游戏时，他不遵守规则，导致朋友越来越少，最后没有孩子愿意和他玩耍。家长也不能带他去游乐园或者公园，因为他总是会爬到树的高处，然后跳下来，甚至在繁忙的道路上玩滑板车，这一系列冒险行为让家长心惊胆战。

一诺的父母说：

"他就像《小熊维尼》里的跳跳虎——总是蹦蹦跳跳。

"我们只是不知道该拿他怎么办。我抱着他的时候，就像在看一场曼联的足球赛。

"如果他是我们的第一个孩子，他一定会是独生子。

"最让我们厌烦的是他一直不停地讲话，我们永远得不到安静。

"我因为某件事责备他，他在两分钟内又做了同样的事情。

"他很容易感到无聊。我们已经请过太多家教老师了。"

一诺的老师说：

"如果他不在我的班上，生活就会轻松得多——他给我带来的压力比班里其他人加起来还要大。

　　"似乎需要用强力胶把他和椅子粘住，这样才能让他在学校一动不动地坐着。

　　"每个人都嘲笑他——其他孩子捉弄他，做一些顽皮的事情，他似乎没有真正的朋友。

　　"他总是在课堂上大声喊叫，经常举手，但很少知道答案。"

　　一诺说：

　　"我希望我可以多参加一些聚会，交更多的朋友。

　　"都是妈妈的错。"

　　一诺患有 ADHD。

4. 心不在焉的可欣

　　可欣生活在她自己的世界中。如果你和她说话，她可能会对你视而不见，或者说话到一半就不说话了，尤其是当她对这个话题感到厌烦的时候。她从来不会花费时间做作业，更不用说完成作业了。

　　她总是有借口或被其他事情分心。如果你让她拿东西，你必须重复命令几次，然后她只拿回来其中的一样东西。如果由她自己决定，她上学和上辅导班总是迟到，不是她不想去，而是她总是心烦意乱，导致忘记了时间。有时她可以集中注意力，尤其是在她遇到感兴趣的事情时，但是第二天，她可能会丢了铅笔盒，花几个小时做一页作业，忘记交学校的作业。

　　可欣的父母说：

　　"就好像灯开着，但没有人在那里。我们反复问她同样的问题，但没有得到任何答复。

　　"她甚至不敢看着我的眼睛说晚安。

　　"她从来不知道自己把东西放在哪里了。"

　　可欣的老师说：

　　"她需要集中注意力，注意课堂上老师讲的内容。

　　"她知道这道题目怎么做，但会犯低级错误。

　　"她白天似乎昏昏欲睡，她睡眠充足吗？

"请确保可欣在有体育课时穿运动鞋去学校。这周我已经两次原谅她不参加体育锻炼了。

"她很聪明，但她懒得拿起一本书，因为她无法集中注意力。"

可欣说：

"我知道我没有集中精力，但我似乎就是控制不住地发呆。

"我的朋友们取笑我，说我和仙女们在一起了。"

可欣患有 ADHD。

5. 易怒的亦辰

亦辰蹒跚学步的时候就像旋风一样。每次吃饭时，他的母亲都会在旁边严格监督。现在亦辰已经 11 岁了，他母亲并不认为他患有 ADHD。事实上，亦辰的 ADHD 被这样一个事实掩盖了：他非常容易愤怒、目中无人、心烦意乱。曾经因为偷窃、打架、伤害小动物而惹上麻烦。经常发脾气，没有任何朋友，从来没有人邀请他参加过聚会，也没有人邀请他参加足球队，因为他要求其他人必须按照自己的方式遵守规则。他现在有口吃，这使得他与其他小朋友间的友谊更难维系了。在学校里，他很爱捣乱，很容易分心，成绩远远落后。

亦辰的父母说：

"我本以为我们可以处理好他的行为问题，但他的愤怒、反抗和其他行为造成了这么多问题。

"他一出生就很难管教。

"他甚至曾经被一些辅导机构拒之门外。

"我真的很担心他最后会进监狱。

"他总是说这不是他的错。你可以坐在那里眼睁睁地看着他做出那些事情，但他仍然声称这不是他的错。

"我都快忘了不用把他送到幼托机构那段时间我是怎么应付的。"

亦辰的老师说：

"如果他在课堂上回答问题之前能停下来想一想就好了……

"他已经被停学 3 次了，下次他可能会被安排至特殊班级。

"对于班上的其他孩子来说，他是个危险分子。

"他把黑板擦和黑板粘在一起了，有的老师往往会不由自主地责怪他，尽管是其他孩子怂恿他这么做的。

"他没有危险意识。"

亦辰说：

"我非常想有朋友，但他们不想和我一起玩。

"上课回答问题老是结巴，我觉得很尴尬。

"我最好的朋友是猫。"

亦辰的 ADHD 被他同时存在的疾病和并发症掩盖了。

6. 孤独的子轩

子轩似乎与众不同。很小的时候，子轩很难与父母保持眼神交流，他的语言发育缓慢且说话模糊不清。他不喜欢被拥抱，他总是需要一个固定的日程，尤其是在吃饭、外出和睡觉的时候。他需要同样的碗筷，甚至需要拉上窗帘，开着灯把他房间里的物品和他的玩具排列得非常特别。子轩似乎并不需要朋友，他不善于与人相处，交际能力也很差。他有时候会很活跃，不能在学校长时间坐着不动，不能很好地完成任务，甚至会随便打别的孩子。

子轩的父母说：

"一些专业人士说他患有孤独症，另一些人说他有运动障碍，还有一些人说他有多动症。

"我们只是觉得，如果他能稍微集中精力，专注于任务，他可能会更好地处理其他问题。

"我们必须一直小心翼翼地按照我们所知道的子轩想要的方式去做事情，否则生活会变得难以忍受。

"他讨厌变化，即使是春节和儿童节，也无法应对祝福的亲朋好友。"

子轩的老师说：

"他在课上集中注意听讲了几分钟，我一个手都数得过来。

"如果他能提前知道计划是什么，知道有什么套路，那就更好了。

"他不能很好地应对午餐时间或游戏时间。

"对于子轩来说，上学是一件需要勇气的事。"

子轩说话很少，他似乎不在意发生了什么。然而，当提到恐龙、宇航员或者他感兴趣的卡通片时，子轩会说："我知道的比任何人都多。"

子轩患有 ADHD，合并阿斯伯格综合征的一些特征。

7. 学习差强人意的易嘉

由于语言发育方面的问题，易嘉在上学之前，在一家早教机构进行康复训练，这对于易嘉来说非常有用。在那时，身边的人未注意到他不能集中注意力。他的语言发展缓慢，发音模糊，而且他往往会使用错误的词语。易嘉的父母在他 6 岁的时候分开了。在学校里，易嘉不能专心学习。在班主任的帮助下，他开始学习写看图写话作文，但他变得越来越愤怒和反抗，被频繁请家长。易嘉的智商测试结果显示，他的 IQ 为 90，但在阅读和拼写方面有特定的弱点。

易嘉的父母说：

"我们知道他不是特别聪明，但我们觉得如果他能集中精力，他可以做得更好。

"虽然我们现在离婚了，但从他出生 1 周起，我们就发现了他的问题，并持续关注着。

"我们不认为我们的离婚是这些问题的原因，尽管这可能加剧了这些问题。

"学校只看到了糟糕的作业或者没有上交的作业，但他们没有意识到易嘉为此付出了数小时的艰辛。

"身边的人让我不要再费心送他去正常学校了，建议我送他去特殊学校。"

易嘉的老师说：

"虽然他不是很聪明，但我认为如果他能集中精力，他会做得更好。

"他现在讲话好多了，但表达自己还是有困难。

"在一对一的情况下，他可以取得进步，但在大课上，他就是不能集中注意力，总是分心。"

易嘉说：

"没人明白我在说什么。"

易嘉患有 ADHD，共病学习困难。

五、协同干预

（一）家校合作

ADHD 儿童在校园内往往是教师们头疼的对象，课堂内和课堂外都需要教师的密切关注，教师必然会觉得无奈，学生们也会觉得委屈。ADHD 的治疗不仅需要教师和医生，患儿的父母在其中也起到了举足轻重的作用。研究表明，ADHD 儿童的父母中有很大一部分已经与教师建立了合作关系，教师在校园里有更多的机会观察 ADHD 儿童，让家长和医生更全面地掌握儿童的真实情况，这是沟通双方的桥梁。

1. 教师发现可疑的 ADHD 儿童

如果教师发现班级里的学生"与众不同"，具备前面说到的 ADHD 儿童的多个症状，高度怀疑其患 ADHD，那么该如何与学生的家长沟通呢？ 许多教师可能会考虑：作为一名教育工作者、学生的教师，我有义务和责任把他/她在学校里的表现及时反馈给学生的父母，但是父母会接受我的建议，并带孩子到专业的医疗机构去检查吗？ 他们会不会质疑我的建议，认为学生没有问题呢？ 有些学生在家和在学校的表现截然不同，确实可能会存在家长不接受教师的意见的情况，这时候有效的沟通就非常有必要。以下几点内容可作为教育工作者的参考。

（1）主动联系家长，真诚沟通：当教师高度怀疑学生可能患有 ADHD 时，一定要主动联系家长。在小学阶段，尤其是对于低年级的学生，家长往往想让孩子实现自己的教育愿望，对孩子的期望比较高。诚然 ADHD 学生在学校的表现不佳，给教师在进行班级管理时带来许多压力与困扰，但是教师一定要中立、客观地讲述学生的情况，在与家长沟通时，要让家长感受到教师对学生的重视以及对家长的尊重。教师给家长反馈的内容必须是真实完整的，不夸大、不掩饰，不应带有任何私人偏见，让家长充分了解自己的孩子在学校中的表现，学生的行为才有可能受到家长的重视。

需要注意的是，不建议教师当着学生的面或者在有其他教师的办公室里与家长沟通。如果当着学生的面沟通难免会给学生带来挫折感和羞耻感，更容易导致家长在学生面前表现出负面情绪，教师需要有意识地保护 ADHD 学生的自尊心。另外，若教师选择在有其他教师的办公室里沟通，可能会适得其反。首先，办公室里的其他同事可能并不了解 ADHD；其次许多家长并不希望除班主任以外的教师知晓学生的情况，考虑到隐私性，建议教师在无其他人的办公室或者会议室与家长单独沟通。

（2）了解学生的家庭背景：教师在与家长沟通时，可以了解一下学生的家庭背景，如家庭成员数、家庭氛围、成员之间的关系是否融洽、家庭成员身体情况、家庭成员工作情况等，这些信息有助于教师充分了解学生的成长情况和成长环境，因为学生的成长和他/她原生家庭的影响是分不开的。一般来说，从学生的家庭背景入手，针对学生身上出现的问题，找出根本原因，并对症下药，与学生家长进行沟通和交流，是解决学生问题的最有效手段。一些家长可能由于工作繁忙，疏于儿童的照护，导致孩子变得越来越懒惰，出现了延迟、心不在焉的情况，教师可以从学生发展角度和家长沟通。

前文提到了遗传因素是儿童 ADHD 的危险因素之一。有些 ADHD 儿童的家长可能也曾患有 ADHD，或者是其他心理疾病，或经历过心理困扰，教师应理解、体谅学生出现的情况，并尝试与家长一起制订策略。也有一部分家长对 ADHD 存在误解和偏见，他们在儿童的成长道路上付出了巨大的心血和努力，不愿意相信儿童的异常表现是因为患了疾病，或否认孩子可能存在问题，可能会拒绝教师的建议，甚至可能会因为孩子的问题而责备老师。在这种情况下，教师可以完整详细地把学生在学校的表现告知父母，包括课堂上学生的表现如何、犯了哪些错、违反了哪些规定，甚至是闯了哪些祸等，教师还可以为家长做疾病科普，消除家长对于 ADHD 的病耻感。如果家长仍然拒绝接受孩子可能存在困难的事实，在接下来的一两个月里，可以与家长一起记录学生在学校和家庭的表现，鼓励家长咨询儿科医生，或让心理教师和/或校医一起参与。

（3）给予 ADHD 儿童父母支持。当学生初次被诊断为 ADHD 或者被高度怀疑为 ADHD 时，家长最希望获得的是 ADHD 的相关信息。虽然从互联网上也可获得，但是信息良莠不齐，增大了家长筛选的难度。教师可以联合学校的心理教师一起向家长提供关于 ADHD 的资源和信息，或者建立教师-家长协作小组，帮助家长了解 ADHD 的本质，以及他们可以做些什么来帮助孩子取得改善。教师需要知道，ADHD 学生因为其自身特点很容易给学校和家庭带来许多麻烦，作为孩子主要照护者的家长会面临很大压力，教师与学生家长之间应该互相配合、互相宽容，而不是互相推诿甚至指责。教师可以努力让家长积极参与学生的治疗，当父母积极参与其孩子的治疗时，孩子会受益，教师让家长在参与方面所付出的时间和精力可以为学生的学习带来巨大的回报。要记住：不管是父母还是教师，目标都是一致的，只有大家一起努力，才能更好地帮助 ADHD 儿童成长。

2. 家长提前告知儿童的情况

教师也有可能会遇到这种情况：有些家长主动告知教师其孩子患有 ADHD，希望教师可以多点关注。这可能会让教师猝不及防或者觉得这是"一个烫手山芋"，特别是刚刚接手一个新的班级时。事实上，在这种情况下教师不必担心，家长已经事先知晓了学生的患病情况。这类家长在治疗方面配合程度更高，更加愿意主动与教师联系沟通孩子的情况。教师可以通过开展家校会议、布置回家作业和制定家校行为报告卡三方面促进教师与家长的合作。

（1）家校会议：家长与教师的互动是家校合作中的重要部分。如果家长愿意与教师交谈，相信教师关心他们的孩子，并且认为可以与教师一起合作来改善孩子的情况，他们会积极主动地配合教师。教师可以和 ADHD 学生的家长在每个学年开始时举行线上或者线下的沟通会议。这类会议有别于传统的家长会，与会者可以包括班主任、心理教师、任课教师和家长。

教师需要考虑沟通的内容和语气。向家长报告什么内容以及如何报告对于有效沟通至关重要。有时教师的所有交流都与学生的问题有关，这会给家长造成一种家校会议都是传达坏消息的错觉，从而导致有些父母害怕接收教师的任何一个电话或消息，甚至当家长看到教师的消息提示时即出现了恐惧感。产生"家校会议里都是坏消息"这种错觉的原因可能是教师工作忙碌，导致无暇顾及学生积极的一面。另一个原因在于，当与家长进行交流时，他们可能无意中传达了这样的信息，即处理学生课堂行为问题是家长的责任。当父母意识到孩子在学校出现问题并受到指责时，难免会有不好的反应。

以下内容为教师与家长有效沟通提供参考：

1）关注 ADHD 学生积极的一面：教师确实需要向家长报告学生的问题，但是，如果沟通仅限于学生的问题和不恰当行为，容易使家长认为教师是在告状。每个孩子都有自己的长处或者优秀的一面，将这部分信息传达给家长很重要，比如告诉父母，"易涵最近进步了，课上她在没有任何提醒的情况下没有插嘴"。家长和孩子都需要正向反馈，这可以是家长表扬孩子的理由，ADHD 学生的父母需要与孩子有积极互动的机会。请记住，对于 ADHD 学生来说，"平淡无奇"的一天或一周实际上可能是非常积极的信息。当教师报告问题时，包含正面消息可以提高信息的可信度，家长会意识到，教师并不仅仅关注问题行为。

2）细化信息：教师需要向家长提供积极和消极行为的细节。例如，与其说"永琪总是不停地动"，不如说"永琪在被要求排队时没有遵守指令"。这为家长提供了更多有用的信息。同样，与其说"易涵在拼音方面表现得不错"，不如告诉家长"易涵在本周的语文拼写测试中得到了 85 分，她真的很努力学习"。

教师不应仅仅报告让人感到恼火的行为，比如许多 ADHD 儿童在课堂上坐立不安（敲击他们的铅笔盒或在座位上扭动），教师需要告知家长的是这一行为是否会影响学生的学业、行为或社会功能。

3）及时主动地与家长沟通：如果教师观察到学生存在问题行为，应立即让家长知晓，及时通知家长可以提高早期干预的概率，家长也可以解释为什么会出现问题行为（比如永琪是因为同学取笑他而不认真排队）。如果教师未及时告知，一个学生身上原本的小问题可能发展成大问题，家长可能觉得自己对孩子的表现一无所知，不知道课堂上使用了哪些干预措施，也不知道教师遇到了什么问题。家长至少应该知道发生了什么，为什么会变成这样子。这可以避免家长被一个从他们的角度看来是突然出现的问题弄得措手不及。

4）鼓励家长参与家庭活动：与家长建立有效的沟通很重要，教师应努力让家长参与家庭活动，当家长参与家庭活动时，他们会成为治疗中的积极合作方。因为研究表明，家庭参与治疗对于减少学校 ADHD 相关的行为问题非常有效，尤其是在学校和家庭治疗相结合的情况下。理想情况下，教师和家长可以为孩子建立共同的目标，同步家庭和学校的干预方式，分享学生在学校和家庭的进步。

　　为了让家长成为积极的合作者，教师可以营造合作氛围并建立有效的工作关系。简而言之，教师向父母传达的信息是伴有希望和重视的。有两个因素会影响教师与家长的合作——教师和家长对孩子的共同责任感（即教师和父母都是必要的），家长相信他们的行为可以帮助孩子。正因此，教师应该强调家校合作基于团队的方法，在这个过程中家长被视为平等的合作伙伴，并且应该表现出"我们一起可以做到"的态度。最有可能让家长成为合作者的时间是在家校会议期间，教师应该意识到这一点，并着眼于这一目标召开会议。表 3‑2 列举了如何召开有效会议的建议，这些技巧可以帮助家长作为合作者参与并建立有效的协作关系。

表 3‑2　家校会议的建议

会议要素	建　议
时间	灵活安排。许多父母有空的时间有限，建议协调安排
地点	尽可能不要在教室或会议室举行会议，可以选择在活动室或者校外，或者选择线上的形式
准备	将所有相关信息（如考试成绩、成长记录本、观察记录等）整理好并放在手边。提前与学生之前的教师核实使用了哪些干预措施以及它们的效果（如果有的话）
内容	告诉家长你想听听他们的意见、顾虑或想法。可以询问家长你是否可以做笔记（有些家长不喜欢教师做笔记）。直接面对家长，进行眼神交流，提出问题，思考家长的提问（比如"所以，社交技能是一个值得关注的领域？"）
目标	所有的会议都应该有明确的目标和议程，说明会议的目标。目标可以在会议之前确定并传达给各方，应该是具体且与存在问题相关的。例如，一个目标可以是"减少易涵上课做小动作的次数"
定义问题	根据具体行为定义问题（比如"永琪总是漏交一半的回家作业"），确定可能的行动计划（如作业记录本、完成作业的贴纸）。决定应该采用哪些计划，谁来实施计划以及如何评估效果
方案	准备好具体的选项（比如"这是我们可以解决问题的三种可能方法"）。征求家长对干预方案的意见以及他们的任何想法或修改建议
结束	在会议结束时写下决定的内容，确保每个人都同意

　　教师也可以向家长提出一些问题，获取关于学生的更有用的信息，例如："您孩子的优势领域是什么？""您的孩子对哪些活动感兴趣？""您希望在哪些方面看到孩子有进步？""您最关注学校的哪些方面？""您觉得我还需要了解有关您孩子的其他哪些信息？""您希望获取更多关于 ADHD 的信息吗？""您是否想了解更多关于家长与 ADHD 孩子相处的信息？""您有兴趣与其他 ADHD 学生的家长一起开会吗？"

　　教师应注意，家长在 ADHD 知识和处理 ADHD 问题的专业知识方面存在相当大的差异。与对 ADHD 有广泛了解并制订了相关处理问题行为策略的父母一起合作，和与刚开始意识到自己的孩子患有 ADHD 的父母一起合作，情况是大不相同的，后者可能不了解 ADHD 带来的问题的严重性。教师可以从详细了解 ADHD 的家长那里获取有效干预措施的信息，与其他家长分享，也可以在校园里实施有用的策略。

　　教师还应知晓，与其他家长群体一样，ADHD 儿童的父母在他们愿意和能够参与的程度上有所不同。有些家长会积极寻找合作机会，有些家长则可能沉默寡言。此外，还要清楚，父母参与的程度会随着时间而改变（比如青春期孩子的父母参与频率可能会减少）。教师也应该意识到潜在的问题，心理压力和其他压力源会影响家长与教师的互动。比如，ADHD 学生的父母可能会遇到组织问题，他们可能会迟到或完全错过会议，他们也可能会忘记携带记录卡或其他重要资料。在会议期间，他们的注意力可能会分散，或者他们可能会突然转移话题或讲一些无关的话。如果他们参与治疗，他们可能会遇到后续问题（比如在适当的时候忘记给孩子奖励）。患有抑郁症的家长可能会拒绝参与，这类家长往往会表现出无助或绝望，从而感到无能为力。如果家长对教师提出不切实际的要求或不断提出新的需求，这种态度可能与焦虑或高水平的压力有关。对于那些单亲或经济困难的家庭，要求这些家长参与会议会变得困难。

　　（2）家庭作业：有很多方法可以促进教师和家长协作干预，家庭作业就是学校和家庭的一个重要纽带。ADHD 学生通常在完成回家作业时遇到问题，他们经常不写作业，或匆忙完成功课，粗心大意，作业错误率高，受到教师和家长的批评。这类学生在按时开始任务、坚持完成任务、任务记忆、材料组织和时间管理方面存在问题。

为了帮助家长解决回家作业的问题，教师首先应确保家长了解学校的回家作业内容，例如，有些学校要求学生用记录本记录作业内容，完成后家长签名；有些教师会将作业发在微信群或钉钉群。除此之外，教师可以与家长大致说明学生应该在回家作业上花费多少时间，建议家长可以帮助创造一个有利于完成回家作业的环境，并建议家长采取一些措施提高学生的作业完成率。

在学校里，教师可以从以下 4 个方面解决 ADHD 学生的作业问题：组织、作业量、作业难度以及反馈和强化。组织是指恰当的作业完成顺序，教师应告知 ADHD 学生使用作业记录本记录作业内容，并指导他们如何记录，初期可定期询问学生是否记录了作业。教师还需与学生讨论如何确保第二天作业准时上交，例如，每份作业完成后，立即将其放入书包中；到学校后，立即将作业交给组长。最后，教师应定期检查学生对作业记录本的使用情况，例如，学生是否每天都在使用，学生是否正确地记录作业。

教师应该注意作业的量，许多 ADHD 学生无法完成超过一定量的作业，如果他们认为作业量太大，甚至可能不愿尝试完成。教师应该认识到，对于 ADHD 学生来说，减少回家作业的量是必要的，即"少即是多"，特别是对于那些共患学习障碍的 ADHD 学生，花几个小时做其他学生在很短的时间内就能完成的回家作业是不可能做到的。请记住，学校通常会给 ADHD 学生带来压力，因此他们需要在家"休息放松"。为了确定应该为 ADHD 学生分配多少回家作业，教师可以要求家长估计 ADHD 学生对作业感到反感之前花了多少时间做作业。教师还可以通过改变家庭作业的形式来提高 ADHD 学生的参与度，例如，可以让学生在两个或三个不同的作业之间选择。

完成作业的另一个难题是作业对部分 ADHD 学生来说可能太难了。患 ADHD 的学生不太可能会做每一项作业，教师应注意让作业的难度与学生的能力水平相匹配，例如，题目应该达到或接近学生独立完成水平（即学生应该能够毫无困难地认识大部分汉字/英语单词）。教师可以在初始给 ADHD 学生布置很容易完成的作业，然后逐渐增加难度，也可以鼓励 ADHD 学生在课间完成作业，如果学生遇到困难，则加以指导。

向 ADHD 学生提供有关他们持续努力的反馈非常重要。ADHD 学生可能对他们的表现水平非常不敏感，教师应向学生提供关于作业的书面反馈，说明学生做得好的地方以及学生可以采取哪些具体行动来提高他们的表现水平，例如："你的数学算术题做得很好！ 注意在回答过程中读懂题目，否则你会犯错。"教师还可以使用图表来向学生提供有关他们一段时间内表现的反馈，例如，教师可绘制学生每天完成的家庭作业的百分比，或数学作业的正确率。这种反馈可以为学生提供有价值的、持续的关于他们表现的信息，而且非常具有激励性。

总而言之，成功地解决 ADHD 学生在回家作业中遇到的困难需要家庭和学校的配合。家长需要为孩子完成家庭作业建立一个合适的环境，教师需要确保作业有适当的量和难度，也可以使用其他方式来帮助完成回家作业。

（3）家校行为报告卡：是一种有效的、广泛使用的学校-家庭干预措施，可以加强教师与家长的沟通并改善问题行为。教师可以制作一张"行为报告卡"（图 3-3~3-5），其中包括每日的表现目标。需要注意的是，最初教师应专注于学生课堂表现改善的最重要的 1~2 个目标，教师每日对学生的表现进行评分，并将行为报告卡反馈给家长（电子版或纸质版形式），家长可以在家中与学生讨论报告卡的情况结果，并根据学生的表现水平提供具体奖励。

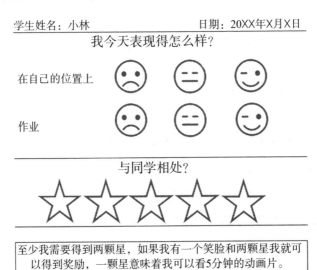

图 3-3　行为报告卡 1（教师简易版）

<table>
<tr><td colspan="2" align="center">每日报告卡</td></tr>
<tr><td>学生姓名: 小林</td><td>日期: 20××年×月×日</td></tr>
<tr><td>课堂表现行为评价</td><td>语文课</td></tr>
<tr><td>课堂参与度</td><td>1</td></tr>
<tr><td>遵守课堂纪律</td><td>1</td></tr>
</table>

<table>
<tr><td colspan="2" align="center">每日报告卡</td></tr>
<tr><td>学生姓名: 小林</td><td>日期: 20××年×月×日</td></tr>
<tr><td>课堂表现行为评价</td><td>数学课</td></tr>
<tr><td>课堂参与度</td><td>2</td></tr>
<tr><td>遵守课堂纪律</td><td>2</td></tr>
</table>

每日报告卡

学生姓名: 小林	日期: 20××年×月×日
课堂表现行为评价	英语课
课堂参与度	4
遵守课堂纪律	4
作业质量	3

每日报告卡

学生姓名: 小林			日期: 20××年×月×日
课堂表现行为评价	语文课	数学课	英语课	其他课程
课堂参与度	5	4	5	4
遵守课堂纪律	4	4	5	4
与其他学生相处	5	4	4	4
作业质量	4	5	4	4
评价的行为（日常休息和自由时间）	1	2	3	3
手放好，不推搡他人	4	3	3	4
不嘲笑他人;不讽刺/贬低他人	5	4	5	3
遵守休息/自由时间规则	4	3	3	5
与其他学生相处融洽	5	4	3	3
不打架;不踢人或用拳头打人	4	4	3	5

图 3-4　行为报告卡 2(教师版)

每日报告卡

学生姓名：		日期：			
课堂表现行为评价	专门的课程	语文课	数学课	英语课	其他课程
遵守纪律（小于3次违反纪律）	是/否	是/否	是/否	是/否	是/否
在规定的时间内完成任务	是/否	是/否	是/否	是/否	是/否
测验准确率达80％以上	是/否	是/否	是/否	是/否	是/否
遵守教师的要求（小于3件不遵守要求的事情）	是/否	是/否	是/否	是/否	是/否
戏弄别人少于三次	是/否	是/否	是/否	是/否	是/否
其他	是/否	是/否	是/否	是/否	是/否
遵守午餐规矩	是/否				
遵守休息规矩	是/否				
所有"是"的总数：					
所有"否"的总数：					
百分比：					
教师签名：					

每日报告卡

学生姓名：		日期：			
课堂表现行为评价	专门的课程	语文课	数学课	英语课	其他课程
课堂参与度					
作业表现					
遵守课堂纪律					
与其他学生相处					
作业质量					
评价的行为（日常休息和自由时间）	1	2	3	4	5
手放好，不推搡他人					
不嘲笑他人；不讽刺/贬低他人					
遵守休息/自由时间规则					
与其他学生相处融洽					
不打架；不踢人或用拳头打人					
教师签名：					

教师可在卡背后写下评论

教师：请在以上区域评价学生在课堂上、休息和其他自由时间的行为。 一栏代表一种行为。 请使用如下评价方式：1-很差；2-差；3-一般；4-好；5-很好。 然后，在最下面签上你的名字。 如果你对学生有任何评语，请写在卡的背面。

图3-5　行为报告卡3（教师版）

具体的实施步骤如下：

1）选择需要改进的地方：家长和教师共同确定需要改进的地方。教师和家长确定孩子最受损的功能，并决定需要改进的具体行为。同伴关系、学习成绩和规则遵守等方面是常见的受损严重的区域。

2）定义目标行为：确定可以改变的特定的目标行为。目标行为要求：①有意义的。行为应该会显著影响学生在课堂上的表现。②明确的。行为应该是可以客观定义的（比如完成课堂作业或在上课期间坐在座位上）。③可被观察的。行为应该是教师可以直接观察到的，以确定是否发生。④易于评估的。行为应该易于被统计。

3）选择目标行为并为目标行为设定标准：决定将哪些目标行为包含在行为报告卡中，至少应该是教师和家长都认为可以改变的一些行为，这样学生就有可能立即获得成功并得到奖励，这将增加其他行为改善的可能性。选择目标行为后，教师需要确定标准水平（即学生必须完成多少次才能获得奖励）。例如，在3节课上不离开座位，语文默写最多错3个，完成所有课堂作业。要建立标准目标，首先通过观察、估计学生的表现确定目前的水平，然后为行为设置一个标准级别（例如，永琪在他的座位上待了多久，易涵是否完成了课堂作业）。需要仔细设置标准行为，应设置在儿童可以达到的合理水平。最初，可以将标准设置得低一点，绝不能过高。因为如果标准太高，学生将难以完成目标，无法从中获得奖励，那么发生行为改变的可能性将很低。此外，在开始使用家校行为报告卡时，应该为一天中的几个阶段（如上午或上午两节课）而不是一整天设置标准，允许学生根据一天中的一部分时间获得奖励。因为刚开始对于许多ADHD学生来说，实现一整天的目标非常困难。

4）向学生解释行为报告卡：教师单独向学生解释行为报告卡，让其知晓自己可以根据行为获得奖励，确保学生理解将要改变的目标行为和标准。同时告诉学生每节课上都会有教师对其表现进行打分（对于低年龄段/学龄前的学生，图形形式比较适合）。这很有意义，因为许多ADHD学生不知道他们的表现有多好或有多差。可以让学生把行为报告卡带回家，家长会根据他/她在目标行为上的表现决定奖励情况。

5）建立以家庭为基础的奖励机制：教师可以与家长协商创建"奖励清单"。奖励清单应包括教师和家长认为学生想要的活动或有形物品（如看动画片、户外活动、喜欢的礼物），家长也可以让学生自己制订奖励清单或者从奖励清单中选择奖励。需要注意的是，奖励需要在孩子眼里有价值，否则奖励可能不会刺激孩子的表现达到标准水平。奖励也可以按级别制订——更多标准行为可以获得更高级别的奖励。

6）监测和跟踪执行情况：教师可以记录学生的日常表现（如获得了多少肯定）。如果学生一段时间后达到标准水平，可以提高标准。相反，如果学生经常不符合标准，则应适当降低标准。当学生经常满足某项行为的标准水平，并且该标准处于课堂可接受的水平时，则应从行为报告卡中删除该行为并在必要时将其替换为另一种行为。一定要告诉学生为什么该行为被删除，需要强调这是因为有了改善。如果孩子的日常表现始终符合所有目标行为的标准，则可转向每周行为报告卡，同时再次告知学生原因并强调这是一个积极的变化。如果学生在一段时间内始终如一地在课堂上正常表现，行为报告卡可以取消。如果问题再次出现，可以恢复行为报告卡。

7）疑难问题：如果行为报告卡不影响学生的行为，教师需要考虑是否存在问题。表3-3列出了可能出现的常见问题，一个关键问题是，家长忘记坚持以家庭为基础的奖励，如果出现这种情况，教师可以改用基于学校的奖励，学生可以继续使用行为报告卡，因为它仍然可以帮助家长了解学生的在校行为。

表3-3　行为报告卡疑难问题及解决方案

问题	解决方案
学生是否有将行为报告卡带回家？家长是否收到行为报告卡？	确保学生有一个专门的文件夹携带行为报告卡； 当天最后一节课的教师要提醒学生带行为报告卡回家； 教师可以通过微信/邮件等形式发送电子版行为报告卡给家长； 若学生持续一段时间将行为报告卡带回家，家长可给予奖励；

续　表

问题	解决方案
	若学生连续几天未带回行为报告卡，家长可默认学生没有获得进步
目标行为是否合适？ 是否明确定义了目标行为？ 目标行为是否有意义，是否合理？ 目标行为是否可以在课堂上改善？	重新定义学生的目标行为； 改变/修改目标行为
学生是否记得当天的目标行为？	将目标行为写在小纸条上放在学生看得到的地方（例如，将任务表放在课桌上）
标准行为是否切合实际（即相对于基线而言是否太高或太低）？	根据学生表现和需要为学生制订更容易或更难的标准行为
是否有干扰学生达到标准的情况（例如，因为桌子凌乱、杂乱无章而没有完成作业）？	努力消除干扰物（例如，努力提高学生的组织技能）
学生了解标准行为吗？ 学生可以准确描述自己需要改正的行为吗？ 学生可以准确描述标准行为和奖励之间的关系吗？	如有必要，用桌面小纸条提醒学生； 与学生一起回顾行为改正计划，直到学生能够准确地描述自己需要做的事； 如果学生仍然有困难，可以增加重复频率； 再次向学生解释行为报告卡，可以适当简化行为报告卡
目标行为是否足够明确，便于教师监督和评价？ 教师是否在保持监督？	明确目标行为的定义； 教师可以在工位上贴小纸条提醒自己； 简化监督和记录过程
学生是否可以全天准确地意识到自己的表现？	可以设计学生记录表
学生是否收到奖励从而知道自己是否达到了标准？	修改教师向学生提供反馈的程序（例如，用表情或动作提示，增加反馈的即时性、频率）
以家庭为基础的奖励制度是否正常运作？ 以家庭为基础的奖励是否激励了学生？ 家长是否严格执行奖励制度？ 学生能否长久对家庭奖励保持满足感？	更改基于家庭的奖励（例如，增加清单上的选择数量，更改奖励等级等）； 再次与家长一起审查奖励程序，并确保仅在学生需要获得奖励时提供奖励； 修改家庭奖励的性质； 设计和实施提供学校奖励清单

（二）教师协助医生评估和治疗

在 ADHD 诊断和评估过程中，教师起到了不可或缺的作用，医生需要从教师那里获得重要的信息从而综合评估儿童是否存在功能损害。教师在与医生的沟通过程中应注意以下几点。

1. 客观、真实地向医生反馈学生在校园中的表现

在 ADHD 学生的诊疗过程中，医生会向教师收集学生在进行治疗前的基线信息和接受治疗后的行为变化信息。教师需要定期监测 ADHD 学生，量表、访谈、学业成绩单是常见的途径。教师需向医生传递真实且可靠的信息，可附加自己观察学生的行为记录本，或者学生的成长记录本、成绩单等，增强信息的说服力，也可以让医生对可疑学生有一个明确且全面的了解。教师切勿因为学生给班级管理带来困难而添加自己的主观情绪和观点，不要一味地向医生抱怨学生带来的困扰，夸大事实，甚至推卸责任，指责学生的家长，这些都毫无意义。

2. 善于倾听专业医生的建议

在与医生沟通过程中，教师可以诚恳地向医生询问学生的情况，获悉学生疾病的严重程度、共患病情况以及教师的注意事项等。若在与医生沟通过程中出现不同的意见，教师应当真诚、谦虚地告知医生，不要带有指责或批评的语气，也不建议过多地突出自己，因为这样即使有好的意见也不容易被他人接受，反而容易引起对方的反感心理。

3. 重视接受药物治疗的儿童

许多学龄期儿童会在医生的指导下接受药物治疗。由于 ADHD 药物的特殊性，有些家长会请求教师代为保管或者请求教师定时提醒儿童用药。教师不仅要确保药物储存位置，还应注意，学生接受药物治疗涉及个人隐私，绝不能公开提醒学生接受药物治疗（例如，当着全班同学的面询问 ADHD 学生是否服药了）。教师需要知晓目前常见的 ADHD 药物作用，比如盐酸哌甲酯通常在服药后 1 小时可以产生效果，持续 10～12 小时，一般可以有效地覆盖学校的一天。如果学生在到校时服用药物，那么明显的效果可能要到第二节课才会显现出

来，教师可以安排 ADHD 学生在药物产生最佳效果时学习新的知识。与此同时，家长还需要知晓可能出现的不良反应。个别学生在刚开始接受药物治疗时，可能会出现食欲减退、易怒烦躁、疲倦等不良反应。

药物治疗对 ADHD 学生的好处是毋庸置疑的。然而，教育工作者必须了解一些关于药物的重要事实。首先，接受药物治疗不代表可以百分百治愈 ADHD，药物并不是"灵丹妙药"，药物治疗不会突然消除学生的所有问题，学生仍然会有与 ADHD 相关的行为问题，只是问题的程度和频率会降低，仍然需要教师对学生进行行为管理和其他干预措施，定期监测学生行为、社交等变化，并及时向医生反馈，便于医生调整治疗方案。教师须避免认为 ADHD 仅靠药物治疗就足够了，这种情况即使有，也很少发生。一些研究表明，当药物治疗与其他干预措施如行为管理或学习技能训练相结合时，效果会得到增强。其次，教师必须明白药物的作用是暂时的，当药物的效果消失时，ADHD 相关的问题又会回来。

教师是在学生上学期间最能准确评估学生接受治疗有效性的对象。在教师、家长、医生齐心协力的配合下，ADHD 学生各方面的表现可以取得改善。

（三）效果评估

学业问题在 ADHD 学生中很常见，因为 ADHD 通常会影响课堂表现，因此学习成绩是效果评估过程的重要组成部分。以下将从学业表现、作业反馈详细介绍教师可以完成的效果评估。

1. 学业表现

学业表现可分为两大块：一是专门用于教师评估的问卷，二是客观意义上的学生成绩单。

（1）学业表现教师评估问卷：学业表现教师评估问卷由江帆教授及其团队编制，总共 15 道题目，分为课堂听讲、学习自觉性、学业成绩（语文和数学能力）与学校关系四个维度，教师可以根据学生平时在校表现对其进行评估（1 = 很好，2 = 较好，3 = 一般，4 = 较差，5 = 差）。分数越低，代表学生学业表现得越好。

（2）学生成绩单：学生成绩单可用于衡量学生对课程中所学知识的掌握程

度，也可以方便教师和家长客观了解学生在校表现。教师可根据学期初期、中期、末期的学生成绩或者排名评估 ADHD 学生在学业问题上是否有改善。学生成绩单的优点在于有其他正常学生作为参考，可以将 ADHD 学生的成绩与其他学生进行比较，还可以让教师清楚 ADHD 学生是在哪方面存在困难。

2. 作业反馈

作业批改是教师必须面对的工作，检查课堂作业和家庭作业的完成率和准确率可以为教师提供更有用的信息。ADHD 学生未接受治疗或刚开始接受治疗时，通常在作业方面遇到困难，完成率不可能达到 100%，甚至可能低于 10%，错误率也会很高。教师可以针对 ADHD 学生专门制作一个表格，每隔一段时间（1 周/1 个月）进行情况记录，可以是每门/所有科目作业完成的实际条目数与布置的条目数之比，也可以是完成的正确率（比如 100 道算术题的正确率）。作业具有效性高、易于收集的优点，但是教师也需要注意真实性，可结合学生行为表现综合评估。

参考文献

1. 丁玲，张宇，陈明黎，等.执行功能训练对学龄期注意缺陷多动障碍儿童的干预效果 [J].温州医科大学学报，2022，52（10）：792－799.
2. 金文岚，杜亚松，钟向阳，等.对上海中小学教师注意缺陷多动障碍知晓率的调查 [J].中国健康心理学杂志，2010，18（3）：307－309.
3. 宋蕊，杜亚松.PEERS.对注意缺陷多动障碍青少年社交技能改善的研究进展 [J].中国儿童保健杂志，2018，26（10）：1092－1095.
4. 王鹭，黄彦科，江文庆，等.学龄前儿童注意缺陷多动障碍筛查量表的研究进展 [J].中国儿童保健杂志，2018，26（10）：1100－1103.
5. 朱琳，李斐，陈立.4 种常见评定量表在儿童注意缺陷多动障碍诊断与随访管理中的应用 [J].重庆医科大学学报，2020，45（1）：32－35.
6. BAKER M. The teacher-student relationship for students with ADHD and other strategies [EB/OL].（2021－05－01）[2023－06－30]. http://hdl.handle.net/20.500.12680/9880vx309.
7. DAWSON P, GUARE R. Executive skills in children and adolescents: a practical guide to assessment and intervention [M]. 2nd ed. New York: Guilford Press, 2010.

8. EWE L P. ADHD symptoms and the teacher-student relationship: a systematic literature review [J]. Emotional and Behavioural Difficulties, 2019, 24 (2): 136 - 155.

9. GAASTRA G F, GROEN Y, TUCHA L, et al. Unknown, unloved? teachers' reported use and effectiveness of classroom management strategies for students with symptoms of ADHD [J]. Child & Youth Care Forum, 2020, 49 (1): 1 - 22.

10. HARVEY S, GOUDVIS A. Strategies that work: teaching comprehension for understanding and engagement [M]. 2nd ed. Portland, Me.: Stenhouse Publishers, 2007

11. MOORE D A, RUSSELL A E, ARNELL S, et al. Educators' experiences of managing students with ADHD: a qualitative study [J]. Child: Care, Health and Development, 2017, 43 (4): 489 - 498.

12. MULHOLLAND S M, CUMMING T M, JUNG J Y. Teacher attitudes towards students who exhibit ADHD-type behaviours [J]. Australasian Journal of Special Education, 2015, 39 (1): 15 - 36.

13. STAFF A I, OOSTERLAAN J, VANDEROORD S, et al. The validity of teacher rating scales for the assessment of ADHD symptoms in the classroom: A systematic review and meta-analysis [J]. Journal of Attention Disorders, 2021, 25 (11): 1578 - 1593.

14. ZENDARSKI N, HAEBICH K, BHIDE S, et al. Student-teacher relationship quality in children with and without ADHD: a cross-sectional community based study [J]. Early Childhood Research Quarterly, 2020, 51: 275 - 284.

第四章　技能部分

一、医生的技能

（一）执行功能训练

执行功能（EF）是促进新行为的中枢神经系统的高级认知功能，包括冲动抑制、工作记忆、抗干扰、组织条理、计划制订、情绪控制、灵活适应等多项维度，EF 缺陷的患者往往会表现出情绪管理、行为克制、工作记忆、等待轮流方面障碍。多数研究认为 EF 缺陷是 ADHD 儿童的核心缺陷，也是导致 ADHD 儿童预后较差的主要原因。EF 训练因年龄而异，采用的讲解方式和所举的例子不同，以适应不同年龄段的患儿。培训重点是反应抑制、时间管理、工作记忆、认知转换、情绪调控、组织条理性、反省认知能力等，围绕这些核心内容设计 8～12 次培训任务，每周一次，每次约 1 小时，并布置家庭作业，具体如下。

1. 第一周

（1）主题：课堂规则制定和注意力训练。

（2）具体内容：

1）制定课堂规则：准时上课、认真听讲、轮流回答问题、举手发言、仔细倾听、不准打架、互相赞美、完成奖励清单（集贴纸换小礼物）。

2）承诺书：小朋友以图画/文字形式记下课堂的规则并承诺遵守。

3）视觉注意力训练：

A. 扑克牌视觉追踪：治疗师取出 3 张扑克牌，背面朝上列成一排，让孩子选出一张（例如黑桃 A），然后背面朝上放回原位，请孩子集中注意力盯着这张牌，接着把牌进行左右快速移动，多次移动后，请孩子从 3 张扑克牌中，指出这张牌的位置。

B. 找不同：对照两张图片，小朋友需要按照要求找出一定数量的不同之处。

C. 划消训练（数字划消、字母划消、几何图形划消、简单的符号划消）：以数字划消为例。在数字表格中，数字 0～9 杂乱无序地组合在一起。小朋友需要：第一步，划掉数字 3；第二步，划掉数字 3 前面的数字；第三步，划掉数字 3 前一位数字 7；第四步，划掉 3 和 7 中间的数字；第五步，划掉 3 和 7 中间的偶数。

D. 舒尔特方格：以 25 格为例。在一张方形卡片上有 25 个打乱顺序的数字方格。训练时，要求小朋友用手指按照 1 到 25 的顺序依次指出数字的位置，同时诵读出声，治疗师进行计时，时间越短，表示小朋友的注意力水平越高。

E. 连线：将数字或者字母按照顺序连起来，形成一个图案。

F. 迷宫：按照迷宫指示完成任务，比如帮小熊找到通往长颈鹿家的路径。

4）听觉注意力训练：

A. 听词做动作：治疗师说出词语，当听到表示水果的词语时小朋友需要马上举起右手，当听到表示动物的词语时则马上举起左手。

B. 找差异训练：治疗师说出甲乙两句句子，小朋友需要根据治疗师讲的句子，快速找出两句句子中不同的地方。

C. 听数字训练：治疗师念一遍每个数字，在念完后小朋友需要根据记忆写下听到的数字或者数字后四位（可根据年龄不同增加难度）。

D. 听字训练：治疗师讲故事，小朋友听完需要回答故事中出现了多少个"一"字。

2. 第二周

（1）主题：计划和时间管理。

（2）具体内容：

1）树立时间观念：对于低年龄段的小朋友，治疗师教授日历、时、分、秒的概念，并以钟、表为例示范。

2）时间感知：治疗师要求小朋友估算完成某些任务所需的时间，根据小朋友的回答，给出正确的答案。

3）任务时间清单：治疗师给每个小朋友发放时间表，要求小朋友制订每日必需事件时间清单，以及后面一周的其他计划（作业、兴趣班、课外活动等），并要求小朋友按照计划完成。

4）限时练习：治疗师挑选前一周的练习，要求小朋友在规定时间内完成。

5）课后任务：布置作业——为妈妈准备生日宴。

3. 第三周

（1）主题：计划和组织技能。

（2）具体内容：

1）任务交流：每个小朋友分享自己完成的作业，治疗师进行评价，并根据小朋友一周任务的完成情况进行奖励。

2）漫画《妞妞的房间》：治疗师给出漫画，漫画上有主人公杂乱无章的房间和书桌，要求小朋友指出漫画中觉得不整洁的地方。

3）整理任务：治疗师要求小朋友整理凌乱的积木和书本，进行归类。同时，要求小朋友思考家里的房间和书桌如何整理和整理的频率。

4）作业记录：小朋友记录治疗师所提到的作业内容，治疗师根据小朋友所写的内容进行指正，并教授小朋友如何记录每项作业/任务。

4. 第四周

（1）主题：抑制力。

（2）具体内容：

1）色彩与文字：有多张各种颜色配上颜色名称文字的卡片，卡片颜色跟文字含义可能匹配，也可能不匹配，小朋友需要在尽可能短的时间内判断组合的正确与否。

2）动物干扰：治疗师展示动物的图片，每张图片包含大小不同的动物，图片中动物的大小与实际情况有所不同。小朋友需要快速、准确地指出现实中最大的动物。例如，在一只很小的老虎和一只更大的狗的图片之间，小朋友需要指出老虎。

3）"Simon 说"：一个小朋友充当 Simon，以"Simon 说"开头来宣布命令，其他小朋友必须按照命令做出相应动作。如果充当"Simon"的小朋友没有说"Simon 说"而直接宣布命令，那么其他小朋友不准做动作，做动作的小朋友将被淘汰。

4）"不许动"：治疗师播放音乐，小朋友可以伴随音乐跳舞/运动，当治疗师说"不许动"时，小朋友需要静止不动。

5. 第五周

（1）主题：工作记忆。

（2）具体内容：

1）"关于我的事实"：小朋友告诉同伴早上做的 3 件事情，必须按照顺序说。说完之后，要求同伴复述这 3 件事情。可以轮流叙述和复述以下话题：在周末做的 3 件事情、放学以后想做的 3 件事情、玩最喜欢的游戏需要哪 3 步……同时也可以提高难度，复述 4 件或者 5 件事。

2）"杯中寻宝"：治疗师将 3 个纸杯倒扣在桌面上，将橡皮/印章等放入任意纸杯中，分 3 次调换纸杯顺序，小朋友需要猜出物品藏在哪个纸杯中。

3）"混在一起"：治疗师把所有图片卡、单词卡、字母卡和数字卡混在一起，面朝下放成一堆。治疗师/小朋友从中拿出 5 张卡片，翻过来展示给同伴看。然后把 5 张卡片重新面朝下并打乱，把其中的 4 张再次翻过来，留下 1 张面朝下。让同伴猜测哪张没被翻过来。

4）数独游戏：治疗师给出练习纸，小朋友需要根据 9×9 方格上的已知数字，推理出所有剩余空格的数字，并满足每一行、每一列、每一个粗线格内的数字均含 1～9，不重复。

5）"神探瞎了狗"：需要一个"瞎了狗"玩偶和 60 张游戏卡牌。治疗师首先翻开最上面 8 张卡牌，面朝上摆成一个圆圈（卡牌上的箭头和数字必须在圆圈外侧），剩余卡牌放在中间。所有小朋友都注视着圆圈中面朝上的卡牌，并尝试记住卡牌上的证据物品，大约 30 秒后，把 8 张卡牌全部翻转面朝下。由年纪最小的小朋友（A）获得首先猜牌机会，该小朋友右边的小朋友（B）将"瞎了狗"玩偶放置在任何面朝下的卡牌面前，由 A 来猜卡牌上是什么并翻开卡牌。如果 A 猜对了，则该卡牌面朝上。如果 A 猜错了，卡牌翻回至初始状态，A 游戏结束。猜对之后，玩偶将沿着卡牌上箭头的方向移动，移动的步数与卡牌显示数字相同。如果玩偶落在未翻开的卡牌上，A 继续猜。如果玩偶落在已经翻开的卡牌上，那么 A 赢得该卡牌，并从卡牌堆中抽一张新牌，并将牌面朝上放在桌子的空位上，所有小朋友都有机会看到并记住新卡牌，然后将所有面朝上的卡牌翻过来，以便所有 8 张卡牌再次面朝下放置，轮到下一小朋友进行游戏。首先赢取 6 张卡牌的小朋友获得胜利。

6. 第六周

（1）主题：空间知觉。

（2）具体内容：

1）不同的形状：治疗师拿出正方体拼成的图形 A～F，小朋友需要说出哪个与其他 5 个形状不同。

2）涂了颜色的积木：房间的一个角落里放了 14 块积木。治疗师分别把积木的正面、上面、右面涂上了一层油漆，小朋友需要找出其中 3 面被涂漆的积木有几块。

3）摞起来的积木：治疗师给出把相同大小的正方体积木摞起来的前后形状图，小朋友需要说出一共有多少块积木。

4）方格纸上的图形：治疗师给出方格纸上的 5 种图形，小朋友需要回答 1～4 个图形中哪个图形的面积是第 5 个图形的 3 倍。

5）旋转的音符：治疗师给出以线为轴音符纸旋转后的结果，小朋友需要选择变换旋转轴后的情况。

7. 第七周

（1）主题：认知灵活性。

（2）具体内容：

1）续编故事：治疗师给小朋友讲故事，但是留结尾，小朋友根据自己的想象依次进行补充。

2）灵活造句、随机词语讲故事：治疗师给出几个词语，小朋友随机选择词语，在规定的时间内用给出的词语造句或讲故事。

3）猜物体：治疗师给出卡片，一个小朋友用语言或动作表演出卡片上的内容，其他小朋友进行猜测。

4）动物棋：游戏中双方各有 8 种棋子，分别是大象、狮子、老虎、豹子、狼、狗、猫和老鼠。大的动物吃小的，同种动物之间可以互吃，老鼠可以吃大象。治疗师讲解动物棋的规则，两个小朋友为一组进行比赛。

5）拼图：小朋友们一起完成一幅大的拼图。

8. 第八周

（1）主题：巩固与总结。

（2）具体内容：

1）巩固前面几周训练内容，完成相对困难的训练项目，进行强化。

2）小朋友分享自己的积极改变。

3）发放奖励。

（二）感觉统合训练

1. 训练原则

感觉统合治疗是一种集治疗和游戏为一体的治疗方法，在进行感觉统合训练时应当遵循针对性、兴趣性和快乐性原则。

（1）针对性：清楚、准确地了解儿童存在的感觉统合失调问题，根据问题来选择合适的训练器具进行治疗。

（2）兴趣性：感觉统合治疗最重要的是培养出儿童想进行训练的兴趣，儿童的积极参与是感觉统合治疗成功的关键。

（3）快乐性：要让儿童在感觉统合训练中感受到快乐。感觉统合训练可以在积极、快乐的气氛中促进儿童身体和大脑之间的协调反应，帮助他们的感觉功能朝正常方向发展。

2. 训练内容

（1）前庭平衡觉的训练：帮助儿童大脑在最短的时间内处理来自各个感觉

器官的信息，增强儿童肢体间的协调运作，能够极大程度地促进其他感觉统合的过程。

1）滑梯：俯卧在滑板上，双手抓住滑梯两侧用力向下滑，滑下时双臂朝前伸展，双腿并拢头抬高。强烈刺激前庭体系，头部、颈肌同时收缩，促进身体保护伸展行为的成熟。

2）滑板爬：俯卧在滑板上，双腿伸直并拢，上肢放在滑板两边用力向前爬。调节前庭感觉和触觉，引发丰富的平衡反应，运动中大量的视觉情报、脊髓及四肢的本体感，可促使整体感觉统合运作功能积极发展。

3）跳跳床：让孩子站在跳跳床上，双脚并拢蹦跳。跳起来时，膝盖弯曲，脚后跟踢至臀部。强化前庭刺激，抑制过敏信息，矫治重力不稳和运动企划不足。

4）跳羊角球：让孩子坐在球上，双手紧握着手把，身体屈曲，向前跳动。前庭本体刺激的输入可帮助孩子提升对姿势的控制和双侧统合，促进高强度的运动企划。

5）圆筒吊缆：孩子屈曲身体，用手紧抱圆筒并保持身体平衡，做前后左右大回转。促进身体协调以及固有前庭感觉输入统合。

6）趴地推球：趴在地上，球摆放在面前，离墙壁30～50厘米，手臂抬起，然后推球。加强颈部肌肉的锻炼以及身体协调能力。

7）平衡木：将平衡木呈高低走向或左右走向安置，让孩子站在平衡木上，双手平伸抬头挺胸，双脚交替前走，有助于孩子建立本体感觉和加强身体平衡能力。

8）袋鼠跳：孩子站在袋中，双手提起袋边，双脚同时向前跳。跳跃动作可强化前庭刺激，抑制过敏信息。

9）独脚椅：坐在独脚椅上，手平伸，双脚交叉踢高或单脚连续踢，身体保持平衡。练习伸展和保持平衡，协调身体，控制重力感，建立前庭感觉机能。

（2）本体感觉的训练：帮助儿童感知自身躯体各部位所处的位置，以及肢体的运动方式、方向、幅度、速度等静态或动态的躯体动作要素。

1）拍球：让孩子两腿稍分开，微弯腰双手或单手拍球。在拍球的过程中，孩子感受球的运动，控制球的方向，从而锻炼孩子的本体感觉和注意力。

2）投球：让孩子两腿稍分开，双手拿球，对准篮球筐投球。在此过程中，调整手的方向和力度，使球能准确地进入篮球筐。

3）晃动平衡木：让孩子站在平衡木上面，身体两边有护栏，单手扶持或双手平伸抬头挺胸，双脚交替前走，建立本体感觉和加强身体平衡能力。

（3）触觉的训练：帮助儿童的神经系统进行整体感觉的统合，促进感觉认知、感觉运动的发展。

1）触觉球：让孩子仰卧/俯卧于地垫上，按压触觉球在身上滚动，力度由轻到重，以孩子能耐受为度。球面有特殊设计软质颗粒，并含有香味，游戏提供了丰富的触觉和嗅觉刺激，可稳定情绪。

2）平衡步道和平衡触觉板：让孩子站在平衡步道和平衡触觉板上面，双手平伸抬头挺胸，双脚交替前走。可建立本体感觉和加强身体平衡能力。平衡步道和平衡触觉板的凹凸不平，会刺激孩子的触觉发育。

3）阳光隧道：让孩子俯卧着身体，从隧道中爬行通过。可加强肌肤的各项接触刺激，并调节前庭感觉。

4）蒙眼摸物：给孩子戴上眼罩，让孩子在看不见的情况下摸袋子里的物体，通过触觉判断物体。

（4）学习能力的训练：帮助儿童处理周围环境中庞大而又复杂的信息，通过视、听、味、嗅、触、前庭觉和本体感觉等感官系统采集的信息，将重要信息整合，指挥身体各部分器官协调运动，使儿童更好地完成对环境的适宜反应，即各感觉系统与大脑之间实现良性互动，这是儿童学习能力的基础。

1）难度拍球：在孩子会拍球后，把难度提升。分别为双手拍球→单手拍球并自己数数→左右手各1次并自己数数→左右手各2次并自己数数→左右手各3次并自己数数→左右手各4次并自己数数。拍球时孩子既要记得数到多少，又要记得左手拍了几次、右手拍了几次。

2）难度独脚椅：在孩子会坐独脚椅后，把难度提升。分别为能抬腿保持平衡→抬腿并自己数数→左右腿各1次并自己数数→左右腿各2次并自己数数→左右腿各3次并自己数数→左右腿各4次并自己数数。坐独脚椅时孩子既要记得数到多少，又要记得左腿抬了几次、右腿抬了几次。

3）运动疗法：通过拳击、柔道、举重、田径、球类运动、游泳等体能训练，指导孩子控制冲动和攻击行为，形成良好的自我控制，增强自信心。研究发现 ADHD 儿童部分伴有小脑发育延迟，对于这部分群体可针对性地进行单脚站立，同时将沙包从一只手扔到另一只手的训练项目，如此能够改善注意力不集中、读写困难等症状。

（三）社交技能教育与提升项目

社交技能教育与提升项目（program for education and enrichment of relational skills， PEERS）是针对建立或维持友谊有困难的学龄期儿童和青少年，进行家长辅助的干预治疗项目，具体如下。

1. 第一周

主题：介绍 PEERS 项目和交换信息。

（1）家长课时：

1）简单介绍 PEERS 项目及课时构成。

2）交换信息的规则：①自我介绍；②询问别人关于他/她的事情（如兴趣、爱好）；③对方讲完，回答自己的问题，分享自己的内容；④发现共同的兴趣爱好。

（2）儿童课时：

1）制定课堂规则：认真听小组内其他小朋友发言；遵守指示；举手发言；尊重他人，不允许嘲笑他人；不允许撞、推、踢等不良行为；做对做好有积分，毕业时可兑奖。

2）交换信息教学：①自我介绍（例如，"我叫×××，今年×岁，很高兴认识你"）；②询问其他儿童关于他/她的事情（如兴趣、爱好，例如，"平时你喜欢看什么动画片？""你喜欢玩什么游戏？""周末喜欢做什么？"等等）；③对方讲完，回答自己的问题，分享自己的内容（例如，"我最喜欢的动画片是××××"）；④发现共同的兴趣爱好。

（3）课间活动：治疗师说："小朋友们，现在我们知道交换信息的规则了，现在要和身边的小朋友练习一下，来找到你们共同的兴趣爱好。"（2～3人

一组,可以适当提供帮助,给做对的小朋友积分)

2. 第二周

主题:双向对话+选择合适的朋友。

(1)家长课时:这次课时最受关注内容是训练孩子们如何共享会话、家长如何监督孩子的对话,这将是其维持友谊至关重要的一个技巧。

1)双向对话的规则:回顾上节课的交换信息规则;问开放性的问题(例如,"你喜欢什么类型的电影?"而不是"你喜欢《狮子王》吗?");问跟进式问题(例如,其他小朋友回答了喜欢的电影类型,接着可以问:"你最近有没有想看的新电影?");不要成为喋喋不休者;不要反反复复说;别的小朋友发言时学会倾听;不取笑别人。

2)朋友的来源:鼓励自己的孩子与学校中其他同学交朋友;帮助孩子在学校发展爱好或特殊兴趣;鼓励自己的孩子参加合适的课外活动;鼓励孩子加入社区中的娱乐休闲活动;带自己的孩子去他们可以跟其他孩子接触的地方。

(2)儿童课时:治疗师说:"上节课我们学习了交换信息的规则,并布置了家庭作业。现在我们来看看大家完成得怎么样。这节课我们将学习如何进行双向对话。"依次询问小朋友的完成情况,对未完成的小朋友要询问原因,对完成的小朋友给予积分。

1)讨论常见对话主题:可以说:"小朋友,我们一起来想想你们平时在学校都喜欢和小伙伴讨论什么呢?"如果大家没有想出来,可以提示一下,例如,漫画、乐高、游乐场、公园。

2)双向对话的规则:回顾上节课的交换信息规则;问开放性的问题;问跟进式问题;不要成为喋喋不休者;不要反反复复说;别的小朋友发言时学会倾听;不取笑别人。

(3)儿童活动:治疗师说:"现在知道了双向对话的原则,我们运用这两次课学到的内容,和小伙伴练习一下,尝试找到你们的共同兴趣。"

3. 第三周

主题:进入对话+离开对话。

(1)家长课时:这次课的重点是教会小朋友自然地进入和离开一个对话。

1）进入对话：观察、倾听讨论内容，在对话中找到一个共同兴趣；等待对话的停顿或团体接纳你的信号；加入对话，不要喋喋不休；如果不受欢迎或被拒绝加入，继续寻找别的团体。

2）离开对话：识别团体对你不感兴趣的信号（如翻白眼、语言攻击、嘲笑等）；找一个简短的托词（例如，"我要去上课了""我要回家了"）；看向别处—转身—离开；告诉小朋友失败的话不要对自己产生怀疑，不要放弃未来的尝试。

（2）儿童课时：治疗师说："上节课我们学习了双向对话的规则，并布置了家庭作业。现在我们来看看大家完成得怎么样。这节课我们将学习如何进入和离开对话。"依次询问小朋友的完成情况，对未完成的小朋友要询问原因，对完成的小朋友给予积分。

1）进入对话：治疗师说："这节课让我们来学习如何加入和离开一场对话吧。你们知道哪些地方可以更容易交到好朋友吗？"如果大家没有想出来，可以提示，如课外活动、校车上、游乐园、游泳池等；观察、倾听讨论内容，在对话中找到一个共同兴趣；等待对话的停顿或团体接纳你的信号；加入对话，不要喋喋不休；如果不受欢迎或被拒绝加入，继续寻找别的团体。

2）离开对话：治疗师说："如果你加入了对话，发现别的小朋友不喜欢你，你该怎么正确地离开对话呢？"识别团体对你不感兴趣的信号（如翻白眼、语言攻击、嘲笑等）；找一个简短的托词（例如，"我要去上课了""我要回家了"）；看向别处—转身—离开；不要对自己产生怀疑，不要放弃未来的尝试。

（3）儿童活动：治疗师说："记得上次课让你们带来自己喜欢的个人物品吗？现在和组内的小朋友分享你带来的东西，并在其他组分享物品时练习加入和离开对话。做对做好的小朋友可以获得积分，积分可以兑奖。"

4. 第四周

主题：聚会。

（1）家长课时：建立友谊的最好方法是为两个互相喜欢的儿童组织一定频率的游戏时间。这节课要让小朋友学习如何组织聚会。

1）聚会前的准备：

A. 头脑风暴：聚会的主题（如野餐、看电影、漫画书店、玩大富翁等），聚会的时间、地点和参与的人。

　　B. 在家里提供一个安全舒适的环境，不要允许兄弟姐妹加入帮助小朋友组织活动。做好准备工作，如摆放玩具、零食。

　　C. 聚会之前提醒小朋友要和其他人多交流。

　　D. 帮助小朋友想一个结束聚会的托词（例如，"是时候说再见了""我们要吃饭了"等）。

　　2）聚会的规划：①聚会应该以活动为主，初次聚会应该保持在 2 小时之内，至少一半的时间应该用于聊天和交换信息。②聚会开始前，问候客人，向客人介绍家里人，带客人参观自己的房间。③聚会时不要嘲笑朋友，不可以抛下朋友和别人说话。如果发现小朋友没有遵守聚会规则，要提醒他/她。④聚会结束后将朋友送到门口，相约下次再见。

　　（2）儿童课时：治疗师说："上节课我们学习了加入对话和离开对话的规则，并布置了家庭作业，这节课我们要学习怎么办一个聚会。"依次询问小朋友家庭作业的完成情况，对未完成的小朋友要询问原因，对完成的小朋友给予积分。

　　1）头脑风暴：治疗师说："我们来想一想，聚会的时候我们可以干什么？"如果没人回答，可以提醒（如看电影、打保龄球、玩大富翁等）。

　　2）聚会的规则：治疗师说："在办一个聚会时，有一些规则。①聚会前的准备，如事前跟朋友商量好聚会要做的事情，以及聚会的时间、地点、参与的人，并做好准备工作，如摆放玩具、零食。确保房间整洁。②聚会开始前，问候客人，向客人介绍家里人，带客人参观自己的房间。③聚会时应该以活动为主，初次聚会应该保持在 2 小时以内，至少一半的时间应该用于与朋友聊天和交换信息。不要嘲笑朋友，不可以抛下朋友和别人说话。④聚会结束后将朋友送到门口，相约下次再见。"

　　（3）儿童活动：治疗师说："上节课的家庭作业让大家带来的室内游戏物品带了吗？（如果有人没带，准备一些桌面游戏和模拟游戏）现在我们要用它们来练习举办聚会，和小组内的小朋友轮流当主人和客人。做对、做好的小朋友可以获得积分，积分可以兑奖。"

5. 第五周

主题：团队精神。

（1）家长课时：这节课小朋友将会学习在活动中保持团队精神，为了防止混乱和确保每一个人在玩游戏和运动时开心，具有团队精神是至关重要的。

团队精神的规则：表扬你的朋友；在游戏中不要去指挥别人；分享和轮流（例如，运动游戏中不要不传球，玩视频游戏时要分享游戏手柄）；赢了游戏不要幸灾乐祸，输了游戏不要郁闷和生气。

（2）儿童课时：治疗师说："上节课我们学习了聚会的规则，并布置了家庭作业。这节课我们要学习怎么做一个有团队精神的人。"依次询问小朋友家庭作业的完成情况，对未完成的小朋友要询问原因，对完成的小朋友给予积分。

团队精神的规则：表扬你的朋友；在游戏中不要去指挥别人；分享和轮流（例如，运动游戏中不要不传球，玩视频游戏时要分享游戏手柄）；赢了游戏不要幸灾乐祸，输了游戏不要郁闷和生气。

（3）儿童活动：治疗师说："上节课的家庭作业让大家带来的室内游戏物品带了吗？（如果有人没带，准备一些桌面游戏和模拟游戏）现在我们要用它们来练习举办聚会。在聚会中，你们要遵守今天教的团队精神的规则。做对、做好的小朋友可以获得积分，积分可以兑奖。"

6. 第六周

主题：处理取笑和欺凌。

（1）家长课时：治疗师说："今天我们要讨论小朋友被取笑和欺凌时可以做什么。最好的避免被取笑的方式是表现出别人说的内容并不能困扰你。"

1）应对取笑的原则：表现出他们说的话没有干扰到你，不要开取笑者的玩笑；可以说"那又怎么样呢？"，做一些显示你不在乎的事情，比如耸肩、摇头、离开；远离取笑者；适当改变自己，因为衣着被取笑可改变穿衣风格，因为卫生习惯不好被取笑，则可以勤洗头、洗澡等。

2）应对欺凌的原则：保持低调，不要吸引欺凌者注意自己；远离欺凌者；不要招惹欺凌者；不要经常单独一个人，多和其他小朋友一起活动；寻求老师和家长的帮助。

（2）儿童课时：治疗师说："上节课我们学习了团队精神的规则，并布置了家庭作业。这节课我们要学习怎么应对取笑和欺凌。"依次询问小朋友的完成情况，对未完成家庭作业的小朋友要询问原因，对完成的小朋友给予积分。

1）应对取笑的原则：表现出他们说的话没有干扰到你，不要开取笑者的玩笑；可以说"那又怎么样呢？"，做一些显示你不在乎的事情，比如耸肩、摇头、离开；远离取笑者；适当改变自己，因为衣着被取笑可改变穿衣风格，因为卫生习惯不好被取笑，则可以勤洗头、洗澡等。

2）应对欺凌的原则：保持低调，不要吸引欺凌者注意自己；远离欺凌者；不要招惹欺凌者；不要经常单独一个人，多和其他小朋友一起活动；寻求老师和家长的帮助。

（3）儿童活动：治疗师说："上节课的家庭作业让大家带来的室内游戏物品带了吗？（如果有人没带，准备一些桌面游戏和模拟游戏）现在我们要用它们来练习举办聚会。在聚会中，你们要遵守团队精神的规则，如果遇到被取笑和被欺凌的情况，要运用到今天交给你们的规则。做对、做好的小朋友可以获得积分，积分可以兑奖。"

7. 第七周

主题：处理分歧。

（1）家长课时：治疗师说："今天我们要学习如何处理分歧。"

处理分歧的原则：保持冷静，不和对方争执、打闹；先听对方的说辞，对方说的时候不插嘴；解释你的想法；试图解决问题，问对方你应该怎么做，并告诉对方你希望他/她怎么做，如果你解决不了问题，不要期望对方承认他/她做错了。

（2）儿童课时：治疗师说："上节课我们学习了处理欺凌和取笑的规则，并布置了家庭作业。这节课我们要学习怎么处理分歧。"依次询问小朋友家庭作业的完成情况，对未完成的小朋友要询问原因，对完成的小朋友给予积分。

处理分歧的原则：首先要保持冷静，不要和对方发生争执打闹；先听听对方是怎么想的，对方说话的时候不要插嘴打断；再向对方解释你的想法；最后试着去解决问题，问对方你应该怎么做，并告诉对方你希望他/她怎么做，如果你解决不了问题，不要期望对方承认他/她做错了。

（3）儿童活动：治疗师说："上节课的家庭作业让大家带来的室内游戏物品带了吗？（如果有人没带，准备一些桌游和模拟游戏）现在我们要用它们来练习举办聚会。在聚会中，你们要遵守团队精神的规则，如果遇到被取笑和被欺凌的情况，要运用到处理取笑和欺凌的原则。如果和其他小朋友产生分歧，要运用今天学习的处理分歧原则。做对、做好的小朋友可以获得积分，积分可以兑奖。"

8. 第八周。

主题：毕业典礼。

治疗师说："今天是 PEERS 训练的最后一次课，请家长和小朋友一起上课，我们一起回顾一下这次课程我们一起学习到的东西。

"一，为了交朋友，孩子们非常有必要参加课外活动，在活动中做一个有团队精神的人。

"二，定期聚会也是非常必要的。

"三，在学校生活中，难免会遇到取笑和欺凌，掌握应对方法也很重要。

"四，与小伙伴交往的过程中，难免会有分歧，需要具备处理分歧的能力。"

举行毕业典礼，小朋友可以根据自己的积分兑换毕业礼物。

二、教师的技能

教师在对 ADHD 学生进行干预方面的方法掌握得越多，帮助学生拥有良好预后的概率就越大。我国最新的《注意缺陷多动障碍早期识别、规范诊断和治疗的儿科专家共识》强调了 ADHD 学校治疗的重要性，学校是治疗计划的必要组成部分。以下内容将从校园行为管理策略、学习技能训练和社交技能训练展开，便于教师掌握良好的技能帮助 ADHD 学生。

（一）校园行为管理策略

以下将介绍 ADHD 学生在学校里可能出现的各种情况，并提供一些解决方法。

1. 情形一

ADHD学生很难专注于听讲或任何需要持续注意力的任务。有时候，教师可能会觉得这种情况似乎是他们有意为之而更加恼火，甚至会当众指责学生，这往往会适得其反。要知道，如果学生可以保持专注力，在多次提醒后基本是可以做到的。这种情形的解决方法有如下几种。

（1）门外经过的其他人或者窗外的交通、风景甚至是精心布置的壁报都是干扰ADHD学生的因素。开放式教室有太多视觉干扰物，容易削弱ADHD学生的注意力，让他们分心，甚至增加其破坏性行为。教师可以将ADHD学生的位置安排在不容易使其分心的地方，如教室的最前面、讲台旁边靠近教师的地方、教师讲课时停留时间最长的地方或者是其他表现良好的学生旁边，增加课桌间的距离也可以降低学生注意力分散的概率，这样还可以避免ADHD学生干扰到其他学生。

（2）帮助ADHD学生意识到让其分心的事情。随着时间的推移，学生会了解分心的感觉，并会意识到自己的注意力何时会转移。可以让学生在小纸条上写诸如"我一定会专心听讲的！"等短句并贴在课桌最上角，告诉学生在可能会分心时瞄一眼小纸条，鼓励学生坚持下去。

（3）教师可以通过改变授课的风格和课件讲义内容来提高ADHD学生的兴趣和动机。若布置了无趣或被动的任务，教师可以在这些任务中增加趣味性，从而帮助ADHD儿童优化注意力水平和专注程度。教师可以在任务中加入主动成分作为被动成分的补充，加入学生感兴趣的内容，引导ADHD学生将他们的破坏性行为向着建设性的方向引导。例如，让ADHD学生参与到授课、作业布置或课堂活动中来，这样可以抑制ADHD学生行为问题的发生。

（4）面对ADHD学生，教师还应注意课堂上的眼神交流，课堂上给学生的指示，对学生的提问尽可能简明扼要，且每次尽量只给一个指示，避免让学生不知所措。

2. 情形二

ADHD学生很难在课上长时间坐着不动，可能会坐立不安，在座位上扭动，踢桌子腿，或者在上课时突然站起来或踱步。他们也常常在试图坐着不动的时候说悄悄话或发出噪音。教师提醒完，几分钟后他们仍旧这样做。解决方案有如下几种。

（1）教师可以给 ADHD 学生安排一个搭档，让他们俩一起在教室里帮忙做一些事，如分发作业、擦黑板或搬水。这一策略可以让 ADHD 学生有休息和活动的机会，同时也会让他们觉得自己为班级作出了贡献。

（2）让 ADHD 学生在课间或者午休时跑腿，比如给另一个班级的学生发作业或给办公室里的老师送作业。这些任务有助于学生建立自我价值感，同时给他们提供一个伸展双腿和四处走动的机会。

（3）对于一些低年龄段的 ADHD 学生，教师可以给他们提供一个压力球或其他可以帮助平静的柔软玩具，和学生讲清楚使用说明，让学生想做大幅度动作或者烦躁不安的时候使用。这类玩具可以使其集中注意力，特别适用于有感觉统合问题的学生。

（4）教师可以提醒学生将写有"说话前要举手！"的行为卡贴在课桌上，提醒自己遵守课堂纪律。

（5）教师与 ADHD 学生间约定秘密的手势。当教师展示这个手势时，代表学生正在打扰/影响其他人，比如以扶眼镜的方式提醒 ADHD 学生，学生可以从这种视觉提示中受益，尝试抑制自己的行为。

3. 情形三

ADHD 学生忘记带当天作业所需的书籍和作业回家，或者忘记把它们带回学校，在交作业时总是忘记某项作业。即使 ADHD 学生向教师保证自己已经记录了作业，但是回家后仍不知道做什么。ADHD 学生的桌子、储物柜、书包和笔记本乱七八糟，经常错过截止日期和需要其参与的活动。解决方案有如下几种。

（1）教师让 ADHD 学生选择一种颜色代表一门科目，用不同颜色的练习本、文件袋对应不同的科目，也可以在文件夹的侧面贴上相应颜色的标签，让学生记住每门科目的颜色。

（2）强化家校合作，教师可以亲自或者派其他学生检查 ADHD 学生作业的记录情况，或者定时提醒 ADHD 学生，比如："你清理过桌子了吗？""今天有哪些作业呀？ 都放在书包里了吗？"也可以让 ADHD 学生成为作业布置者，每天询问某位任课老师回家作业，并将作业内容写在黑板上。

（3）定时安排课桌清理，每周/每月安排一次课桌清理活动，可以计算完成时间，并根据整理情况决定是否给予 ADHD 学生奖励。

（4）强化 ADHD 学生的时间概念，比如询问学生："从教室走到教师办公室需要多久？""完成 50 道算术题需要多久？""自然作业的截止时间是什么时候？"教学生定制每日/每周清单，可以将任务按重要等级划分（一级重要：需要立即完成；二级重要：随时都可以完成），每天放学前一起复习计划安排，鼓励学生成为自己的时间规划师。

（5）ADHD 学生学习速度慢，容易受挫，教师可以在初期减轻 ADHD 学生的作业负担。若作业量是 100 道算术题，则可以只给 ADHD 学生布置 50 道，提高他们的作业质量，则不会给他们太大的压力。

4. 情形四

有些 ADHD 儿童的语言沟通出现障碍，他们有时不理解别人告诉他们什么（或他们读到什么），可能难以向对方表达自己的想法。有时候，他们用词不当，或因自己说的话而出错。更有时候，他们误解了别人告诉他们的事情。这可能导致其社交、学业问题和内心沮丧。

教师需要清楚 ADHD 学生常常患有语言发育迟缓，他们很难记住词语，而且说话速度慢，有表达性语言受损的迹象，因为这类学生无法自动检索词语，他们需要额外的时间来寻找合适的词语来组织和表达他们的想法，这可能会使他们无法在课堂上快速回答问题。短期记忆差也会影响他们的语言能力，因为他们可能只记住部分内容。这类障碍导致当学生在课堂上不能回答问题时，老师和同学会自动假定他们不知道答案。然而，ADHD 学生可能只是需要更多的时间来记住问题和检索答案。不幸的是，一些老师的回应是催促学生"快点"，或者在学生没有立即回应的时候，迅速拒绝让其回答，导致学生在这方面反复受挫，可能会使学生感到沮丧，更加不愿意参加课堂讨论。解决方案有如下几种。

（1）教师可以和学生达成一个"秘密协议"，即教师不会要求学生迅速回答问题或者 ADHD 学生可以课后再回答问题，这将有助于学生放松。

（2）教师可以在课前提前告知ADHD学生课上可能会提到的问题，让其提前准备，这样可以避免在课堂上回答不出来的尴尬，也可以向同学展示自己的进步，提升学生的自信心。

（3）教师在要求ADHD学生回答问题时，可以暂停1分钟，在黑板上写后续的内容，给学生充分的思考时间。若问题有3个，学生很可能只能答出一个，但没有想出其余两个，接下来可以请其他学生回答另外两个问题。

（4）教师可以适当放慢语速。当教师在前几句话中提供太多信息时，语言处理有困难的学生很快就会迷失方向，他/她可能还在思考第一部分，而教师可能已经在讲后面的内容了。

（5）有时，对于口头表达有困难的ADHD学生来说，让其靠近黑板写下答案而不是说出答案可能会有所帮助，这也提供了额外的时间让学生找到答案，并且不会让学生负担过重，因为大声回答问题对有些学生来说是一项非常艰巨的任务。教师也可以在黑板上写下问题，给ADHD学生足够的时间思考。

（6）教师可以组织在语言表达方面有困难的ADHD学生与其他学生一起小组合作讨论问题，并鼓励ADHD学生作为代表回答。

（二）学习技能训练

教师会发现，有些ADHD学生在写作任务上存在困难，因为他们的想法难以写在纸上，文字书写、拼音错误率高，写作较慢。这些挑战使得他们很难在合理的时间内从黑板上抄写信息、记笔记和完成作业。事实上，对于ADHD儿童来说，倾听、接收信息、思考，然后写下来这一系列事情是极其具有挑战性的。他们经常在汉字检索和语言处理方面遇到困难，因此，虽然他们可能知道问题的答案，但他们可能无法检索并记录下来。他们通常比同龄人需要更多的时间来完成基于语言的任务。与此同时，教师经常试图"加速"ADHD学生完成任务，容易使他们感到慌乱、沮丧和尴尬。ADHD学生通常会意识到自己的写作能力与其他人相比存在差异，这让他们感到绝望，并停止尝试。他们可能会说"我做不到"，或者交一些简单或不完整的作业，只是为了应付老师的要求。事实上，ADHD学生需要额外的时间。

1. 可供教师们参考的方案

（1）教师可以在每次学习活动前，明确告知学习的内容以及具体的要求，通过演示文档或者在黑板上列出学习的具体内容、目标和任务，对完成学习任务的规则和要求应该有清晰简明、图文并茂的提示。

（2）缩短任务。例如，不要求 ADHD 学生在考试中回答 20 个问题，而是让他们回答 10 个。如果必须完成全部任务，则延长 ADHD 学生的时间，如在最后一节课安排小测验，先完成的学生先上交，ADHD 学生可在放学后继续完成，这样也不容易引起其他学生的注意。

（3）ADHD 学生往往无法同时听教师讲课并记下笔记，努力记东西的学生可能会错过重要的课堂内容。可以让记录笔记条理清晰的学生向 ADHD 学生分享笔记，以便有特殊需要的 ADHD 学生能够专注于教师所说的内容。

（4）建议教师刚开始不要因为笔迹或表达不好而批评指责 ADHD 学生，除非作业或测验的目的就是为了练习文字的书写或语言的表达，在这种情况下，也可适当放宽要求。教师要清楚，这类学生其实在沟通交流和记忆方面付出了巨大的努力，因此，只要他们证明了自己知晓所学的内容并尽了最大努力完成作业或测验，就不必太过苛责，尽量还是让学生的康复过程顺其自然。

（5）有时一些在书写方面有困难的 ADHD 学生在其他领域表现出色，例如，当允许学生口头回答问题时，完成书面测试有困难的学生可能会表现出色。如果可以的话，教师可以先让学生使用自己最强的技能来回答问题，增强学生的信心。

（6）ADHD 学生写作困难的原因之一很可能是书写问题。如果学生在还没有掌握手指关节的动作之前就被要求使用铅笔，通常情况下，其会用力握住铅笔以保持稳定（很有可能会折断铅笔芯），然后用整只手的力气写字。这种握笔的方式虽然有助于克服学生最初的问题，但这可能会成为一种不良习惯，甚至当学生成熟并能够使用手指关节时会维持这种方式，后果就是书写不熟练或者手部酸痛，影响书写速度。

书写是一项复杂的学习任务，学生必须掌握一定程度的视觉-知觉、视觉-运动、粗糙和精细运动技能。他们必须有足够的感觉运动基础、运动计划和空间意识。除此之外，他们还必须具备组织思想、恰当表达思维、理解语句结构的认知和语言能力。在学生已经能够集中注意力并学习老师教的知识后，纠正错误的书写习惯将会事半功倍。

2. 书写的三个要点

（1）姿势：确保 ADHD 学生的椅子和桌子与其身形相适。青春期学生的体型变化迅速，原先的课桌或椅子可能不适用，希望教师和家长能注意到这一点。书写时要做到"头正、肩平、身直、足安"。头正：书写时头应端正，微低。不能左右倾斜，头微前倾，下巴稍向内收，眼睛距书写纸一尺（约 30 厘米）。肩平：两肩齐平，两臂自然展开，右手执笔，左手按本，以自然舒适为宜。身直：胸挺起，背撑直，胸口距桌沿一拳（大约 10 厘米）。足安：双脚自然平放在地上，两脚自然放开与肩同宽，小腿与地面垂直，脚尖和脚跟应同时着地（一些 ADHD 学生可能因为抖腿、翘椅子而分心）。

（2）纸张：纸张需要放在正确的位置，这样学生可以看到自己在写什么。想象一下，学生坐在桌子前，双手合在一起，形成一个直角——右撇子应该把纸的顶部和左臂放在同一位置，左撇子应该把纸的顶部和右臂放在同一位置。在桌子上可以做标记，提醒学生纸张的位置。对于那些经常在错误位置的纸上写字的左撇子学生来说这是非常重要的，这样他们才能看清自己写的东西，让学生感受到书写是一种愉快的体验。

（3）书写笔：ADHD 学生应该选择相对方便操作的书写笔，年龄较小的学生需要反复提示，才能正确握笔。握笔的重要一点是，拇指和食指分开或轻触，这样拇指和食指就可以共同移动书写笔，而中指在笔下面提供支撑。如果拇指和食指之间的空间是闭合或者覆盖相叠的，有点类似于用手握紧书写笔一样，这种握笔法指力无法发挥，只能靠腕力来运笔，不仅书写速度慢，而且写出来的字显得僵直呆板。教师可以建议家长选择更粗的书写笔或者严格监督学生纠正握笔方式。对于经常折断铅笔芯的握笔较重的 ADHD 学生，教师需要指导学生把握合适的写字力量，尽量减少学生的挫折感。教师一定要注意观察纠正 ADHD 学生的握笔方式，因为一旦学生习惯了不正确的握笔方式（通常在 7 岁时），就很难改变了。

（三）社交技能训练

ADHD学生在社会成熟度方面往往落后于同龄人，他们可能很难理解言语和身体上的社交暗示——把一句中性的话误解为一种侮辱，或者没有"领会"笑话和游戏的要点。由于反应往往不恰当，他们可能难以与同龄人交朋友，主要原因在于ADHD是一种发育障碍，大脑发育迟缓且不平衡，ADHD学生在某些情况下可能行为得体，但在其他情况下则不然，这导致一些不了解ADHD的成年人认为"他们可以随心所欲"。事实上，ADHD儿童通常不知道他们在同龄人和成年人眼中可能有多不成熟或脱离实际，他们将答案脱口而出、太接近同学、不懂得社交技巧、曲解同学的评论、错过同学的知识分享或话题讨论，引发了一连串的笑话。

以下情况经常在ADHD学生与正常学生交往过程中发生。

（1）意识不到社交中的一些信号。例如，ADHD学生想在午休时间玩飞行棋，而同伴们却想休息，ADHD学生可能不会注意到这类社交暗示。

（2）与其他人对话时注意力分散。ADHD学生在表达过程中可能会忘了之前自己想表达的重点，说到最后话题已经被转移。

（3）思维跳跃，会说一些与当下交流话题无关的想法。

（4）他人讲话时注意力分散，无法专注倾听，有时会在不经意间插嘴。

（5）易错误解读他人的话语和表情，误解对话和意图，倾向于认为对方是有敌意的，并采取不恰当的方式来回应。

（6）很难控制自己的情绪，在获胜时幸灾乐祸，或者在失败时因受挫而大发脾气。

（7）对朋友的需求和偏好不太敏感，而是更倾向于根据自己的兴趣行事，控制欲更强，难以按照游戏规则进行游戏。

ADHD学生渴望得到积极的关注，他们可能会尝试许多令人无法理解的或消极的行为，错误地认为这会赢得朋友的尊重。当青春期来临，社会交往变得更加复杂时，ADHD学生就远远落后了。他们可能会受到同龄人的排斥，并被老师列为问题学生，所有这些都会对他们的自尊产生负面影响。

对于教师来说，了解ADHD学生的发展水平至关重要。虽然学生的学习成绩可能达到标准，但在社交方面他们可能落后于班上其他同学几年。教师不要期望学生表现得像正常同学一样负责任或具有理性，把他们想象成比正常学生幼稚2~3岁，这将有助于更好地理解和回应他们的需求。

教师千万不可因为ADHD学生偏离目标的社交行为而在课堂上责骂或羞辱他们。不管他们的成熟程度如何，ADHD学生通常不会"自然地"学习社交技能，这些技能必须教授给他们。对于ADHD儿童来说，社交技能缺陷是操作性的而不是获得性的。他们对社交技能知识的加工和理解速度快，理解并记住社交技能和理论知识并不困难，容易产生新的行为，但是由于行为、情绪等问题，他们无法表现出非常有效的社会行为。在面对真实的社交冲突时，他们可能会头脑发热，先行动再思考，无法将学到的知识与技巧很好地使用出来。

教师可以尝试以下方法帮助ADHD学生改善社交技能：①与ADHD学生私下里一对一练习社交用语，建议使用符合学生年龄的用语。可以在课堂或班会课上为学生提供小组合作的机会，组织能够培养同理心的游戏，也可以制造困难社交互动的场景（如与朋友意见不合），让学生们进行角色互换，并密切关注互动的机会。②教师可以考虑在墙上张贴"情感"图画或照片，展示各种面部表情，并用文字描述这些表情的含义（如"愤怒""悲伤""惊讶"）。这些视觉情景可以提醒ADHD学生更好地解释现实生活中发生的情况，但没必要让其余的学生知晓这些图画/照片主要是为ADHD学生准备的。③教师还可以鼓励ADHD学生在课堂上多发言多提问。所有的任课教师都可以达成一致，尽可能鼓励和表扬学生，即便做不到表扬，也绝对不要孤立或羞辱学生，以免挫伤学生的自尊心。还可以在其他学生面前赞美ADHD学生的特殊才能和技能，表扬他们表现得很好。在同龄人面前受到夸奖将增加ADHD学生的自尊，这样他们就不必为了获得所需的关注而采取滑稽动作和偏离目标的言论了。④鼓励课余时间ADHD学生和其他同学一起参与兴趣活动，鼓励学生们一起活动，一起讨论、交流思想和感觉。在这个过程中，ADHD学生必然会遇到各种情况和问题，教师可以定期给予指导，提高他们处理突发情况和解决问题的能力。

作为一名教育工作者，在帮助ADHD学生成长的过程中，教师很容易会有这种想法：自己正在为学生做能做的一切，但事情仍然没有解决。可能原因：

①学生没有定期前往医院复查，调整治疗方案；②没有关注到学生的并发症，如焦虑抑郁或对立违抗性障碍；③对 ADHD 的基本知识了解不足，教学策略的实施不够充分；④ADHD 学生有持续的计划、组织和时间管理困难，没有从这些方面入手改善。

教师需要频繁地在 ADHD 学生学校表现的各个方面都做出相应的回应，积极的师生关系可以提高孩子的学业和社会适应能力。一旦嘲笑声不落在 ADHD 学生身上，有一双慧眼发现他们身上积极的一面，他们会因此积极前进。这不仅仅在短期内产生影响，甚至会对学生产生长期的影响。一项研究指出，在童年时期被诊断为 ADHD 的成年人表示，教师关心的态度、特别的关照和引导会成为帮助他们克服童年问题的"转折点"。

相反，倘若教师在与学生相处过程中越来越带有控制性和命令性，随着时间的推移，ADHD 学生的挫败感可能会导致他们在和老师的互动中越来越带有敌意。虽然目前没有证据充分解释负面的师生关系如何影响 ADHD 学生的长期适应功能，但是经验告诉我们，这可能会使 ADHD 学生本来就差的学习成绩和社交技能"雪上加霜"，削弱他们学习的动力和学业参与度，打击他们的自尊心。所有这些最终会导致他们学习退步甚至留级。

总而言之，管理 ADHD 学生的教师面临的压力可能非常大，而且要求很高。教师本身需要支持，需要与团队其他的合作者（医生、父母）定时交流，需要接受有关 ADHD 和相关问题的培训，并且确信自己正在以最恰当的方式对待学生。

三、 家长的技能

（一）做学习型父母

在为人父母的这条路上，每一位家长都是新手，都同样跟孩子一起在跌跌撞撞中成长。如何才能培养出优秀的孩子，是每个父母始终在努力尝试、探索和总结的命题。作为父母，我们需要不断提升自己，如此才能伴随孩子的成长，给予他们最恰当的帮助和引导。

父母培训指通过固定模式的特殊课程教授父母管理儿童行为的原则和技巧。这种父母培训课程是在儿童和青少年阶段较为广泛的心理干预方式，也是一种对儿童行为问题最有效的干预方法。父母培训内容包括关注在家庭中管理孩子不良行为的方法、提升儿童问题解决能力、改善儿童与同伴的关系、增长其文化知识以及改善与学校的关系等。父母培训不仅能有效地提高父母的管理技能，也能很好地改善儿童的适应性行为。

《中国儿童注意缺陷多动障碍防治指南》已经将辅导父母方案放在 ADHD 治疗的显著位置予以介绍。近年来，上海市儿童医院儿童保健科经过不断的努力和实践，医生、治疗师不断摸索成功经验，形成了一套实用性很强的父母培训方法。

1. 培训目的

（1）提高家长解决儿童行为问题，尤其是不服从或违抗行为的能力和技巧。

（2）增进家长对于儿童违抗行为的原因、社会学习概念和原则的认识。

（3）使儿童更易于服从家长的命令和指导。

（4）父母采用积极的态度，明确的行为导向、教育方法，以及柔和、公正、恰当的教育措施对待孩子，使家庭氛围更和谐。

2. 培训方式

每周举行一次线上课程授课，采用一种团体心理治疗方式，每次参加的家庭为 6～10 组。参加的家庭太多容易造成互动困难，有的家长可能没有机会表达自己的观点。一般是 1.5 小时的理论课学习，由治疗师讲解 ADHD 相关的理论知识，观看录像视频，就教养孩子中出现的相关问题进行家长之间、家长和治疗师之间的讨论沟通。治疗师进行讲解答疑，并为理解相关问题和掌握相应操作技巧进行模拟练习。布置相应的家庭作业，要求父母线下使用所教的方法，并做好记录。下一次上课时检查作业，在实际操作中如发现问题，可进行进一步的指导或讨论。除了授课，每次课堂上还应给家长提供阅读材料，内容与当次课的内容紧密相关。家长可在家依据这些材料完成家庭作业。

3. 培训材料

培训材料包括培训者使用手册及 PPT、家长读本或相应的辅助资料。

4. 培训内容

共有 8 周的课程，循序渐进，有理论知识讲解，更多的是让父母掌握可操作的方法和技巧。主要内容包括 ADHD 知识讲解、孩子行为问题产生的原因、了解自己的孩子、倾听及理解孩子、学习关注孩子的技巧、有效的指令事半功倍、制定家庭行为契约、帮助 ADHD 孩子学习等。

（1）ADHD 知识讲解：向家长提供有关 ADHD 流行病学方面的资料，讲解 ADHD 的基础知识，为治疗和干预提供科学依据；介绍 ADHD 的临床表现、伴随症状和共病问题，重点强调随着儿童年龄的变化、性别不同或所处环境的不同，临床表现也有所不同的情况；讲解我国目前所采用的 ADHD 的诊断标准，帮助家长明确自己孩子的诊断分型和严重程度；讲解 ADHD 的鉴别诊断，解答家长在诊断中存在的疑问；讲解 ADHD 的系统治疗方案，增加家长对 ADHD 治疗的信心；观看有关 ADHD 儿童在家中及在学校中特征性行为的录像，使家长更全面地了解 ADHD 孩子的相关表现。

（2）孩子行为问题产生的原因：指导父母关心引起孩子行为问题的原因，促使父母找到家庭中可能导致或促发孩子产生行为问题的因素，鼓励父母开始在家庭中针对这些因素采取干预措施。例如，有的孩子由于上课注意力不集中，东张西望，没有听懂老师的讲解内容，作业不会做，他可能对家长说老师没留作业。第二天为了逃避老师检查作业，又谎称作业遗忘在家，或者找借口头晕、肚子痛而不去上学。有的孩子因学习成绩靠后而拖班级后腿，被同学嘲讽讥笑，是同学关注的对象，又由于被欺负而反抗，受到老师的批评训斥，被家长责骂。孩子离家出走、撒谎、偷窃等，发展出很多行为问题。

（3）了解自己的孩子：孩子的问题存在一定的神经生物学因素，同时家长也应反思自己在养育孩子方面的不足。通过对 ADHD 有关知识的学习，提醒家长理解孩子，帮助家长识别并处理负面情感反应，如无望、内疚、自责和羞耻感等。让家长讨论各自对 ADHD 的理解和对孩子的期望，讨论对 ADHD 早期干预和治疗的重要性，讨论家长在改变 ADHD 的预后方面的重要作用。让家长意识到在现实生活中改变原有的不正确的教育观念，在日常生活中应用所学的技能。提示完成"家庭作业"的重要性，特别需要注意的是，要以互动的形式让家长积极地参加讨论，家长之间以及家长与培训者之间进行相互讨论，以解答有关的困惑。

（4）倾听并理解孩子：请家长互相做倾听练习，家长两人一组进行角色扮演，一个扮演孩子，一个扮演家长。家长在沟通的过程中不说教，只进行倾听练习。请家长谈目前自己是否以及能够完全理解自己的孩子；谈有关的教育理念如"学业有成""健康快乐""身心发展"的区别，注意家长对孩子的合理期望和不合理期望。做启发式讨论——孩子能做哪些与年龄相适应的行为？家长扮演了什么角色并起了什么作用？让家长分析自己在教养孩子方面存在的优势和不足，是否将自己的压力转嫁给了孩子。鼓励家长站在孩子的角度感受孩子的困难和情感反应，从而理解孩子一些不当行为。教会家长使用行为观察记录表。

（5）学习关注孩子的技巧：跟家长讲解什么是对儿童的正性关注，如何使用正性关注和忽略，以及阳性强化法的使用，并介绍奖励的种类和方法。正性强化和负性强化都是中性的概念，能产生好的或坏的结果。在现实生活中，若成人对孩子的关注方式不正确，会造成严重的后果：①促使孩子对抗行为的出现；②使孩子产生不安全感；③使孩子失去了行为的准则。要求父母在1周的时间内，在家中练习这些不同的关注技巧。

（6）有效指令的方法事半功倍：讨论孩子在家、学校、外部场所中的不服从现象有哪些，强调使用关注和奖励技术来增加服从行为。讨论父母常用的指令方式的优缺点，讲解正确的指令是什么，形成"指令—警告—服从—奖励"的程序。

（7）制定家庭行为契约：家庭契约是亲子间的一种信用承诺。为了使孩子在成长中达到一定目标，家长和孩子一起制定的一种契约，这个契约把对孩子需要达到的目标和其一些正常愿望联系在一起。向家长解释家庭行为契约的目的，如何制定家庭行为契约，预见实施过程中可能遇到的困难及如何解决这些困难。

（8）帮助 ADHD 儿童学习：帮助家长认识"陪读"的危害，帮助家长做出时间安排，创造良好的学习环境和氛围，安排做作业的程序及对孩子启发式的帮助。如何请家教，指导父母如何寻找各方面的资源（如教师、医生、朋友等）。

（二）情绪管理技巧

情绪是对一系列主观认知经验的统称，是人对客观事物的态度体验以及相应的行为反应。一般认为，情绪是以个体愿望和需要为中介的一种心理活动。情绪是心理状态和感情的外在表象，在情绪的背后，一般隐藏着更加深刻、不为人知的动机。这种动机不但不为别人所知道，甚至孩子自己也不知道。父母要注意引导 ADHD 儿童认识自身的情绪发展和变化，孩子才会深刻地理解情绪背后隐藏的原因，也能够有效地改善自己的情绪状态，避免因为冲动做出让自己懊悔的事。

1. 情绪具有两面性

在心理学上，情绪包含积极情绪和消极情绪两个方面。任何一种情绪，不管是积极的还是消极的，都是硬币的两面。积极情绪代表了一种愉快的感受，会让人处于一种兴奋的状态中，会有一种希望和向上的感觉。这类情绪通常能够让人充满自信，带着愉快的心情去生活、工作，保持在幸福、愉悦的状态中，所以称之为积极情绪。

在跟人交往的时候，积极情绪能让人更多地看到别人的优点和长处，因此能够与人和谐共处，对胜任工作也相当有信心。当带着积极的情绪自己独处时，也会感受舒服、愉悦，会觉得生活充满了希望。积极的情绪能带来自信和希望，这是它的正面功能。

积极情绪会有什么不足吗？ 当积极情绪数量过多、存续时间过长的时候，它就会让人处于一种没有警觉的状态。让人留恋积极情绪不愿离开，也就是停留在一种非常愉悦、开心的感觉中不愿意离开。当必须离开的时候，需要时间和过程让情绪慢慢减退消除，这个时候有些人可能会不能承受，可能会强迫自己处于一种停滞的状态，不想离开舒适区，不想要继续成长和挑战，不想再往前走，因为这里太舒服了。例如，父母觉得照顾孩子能让自己感觉很放松，有成就感，依恋孩子跟自己在一起的快乐时光，感觉太舒服、太开心了，以至于会一直停留在那种感觉当中。无论孩子要求父母做什么都有求必应，待在这个感觉里不愿意出来。另外，人们常常有不切实际的希望，希望永远幸福快乐，尤其是在养育孩子的过程中，一旦孩子出现一些问题，父母就会烦闷或情绪失控，从情绪的一个极端走到另一个极端，这对父母的身心健康是不利的。人之不如意十之八九，人们不可能永远拥有幸福、开心、愉快的情绪。这些情绪来的时候可能只是一瞬间或者持续一段时间，它始终会走的，但是人们往往会过于贪恋它，这就是积极情绪带来的负面影响。

消极情绪就是硬币的另外一面，它代表的是抑郁、消沉、不开心、不快乐、痛苦、焦虑这些情绪。对于积极情绪，很多父母都能做到接纳和欢迎，而对于消极负面的情绪，总是情不自禁地抵触和对抗这种情绪。实际上，对抗情绪并不能真正解决问题，尤其是负面情绪，更像是情绪毒瘤，无法铲除，生命力顽强。当有什么坏事情发生时，人们很容易在脑海中一次又一次地回顾它。"真的是我的错吗？""是不是我没有教导好孩子才导致了说谎、打人等问题行为？""养育这样的孩子太累了，没人能理解我"……这种思维风格称为思维反刍。它发生在我们一遍又一遍地重温消极想法和感受时，从各个角度审视它们，质疑它们。虽然是要"想通这件事"，但确实不能取得任何进展。相反，这时人们的思维停留在对一个问题无休止的僵局中，而且很快就变得不知所措和情绪低落了。这种思维方式煽动着消极情绪的气焰。这是因为当思维反刍的时候，我们就会通过消极情绪扭曲的镜头来看待一切。而且消极情绪让人们不能公平行事，它不允许人们清醒地思考或者看到大局。

当人们体验消极情绪的时候，会选择性地把消极思维引入脑海。这就是大脑的工作方式——创造一连串具有消极色调的想法。要能够在思维反刍发生的时候，发现这个恶性循环，必须认识到无休止苦思并不能带来任何好处。这时，我们能做一些完全不同的、看起来最有帮助的事情，这是有益健康的分心。做一些能够将思维从麻烦中转开的事情，如慢跑、游泳、冥想或瑜伽。无论如何，找到一个能让人完全投入的活动。人一旦走出了消极情绪的下斜坡，就有足够明亮的眼睛去反驳消极思维，并解决所面对的问题。

2. 帮助孩子准确地表达情绪

帮助孩子正确地表达情绪，其实是有原则的。在与孩子沟通的过程中，父母必须把握好以下几个原则，才能有的放矢地引导孩子，才能在最短的时间内洞察孩子的情绪。

首先，切记一定不要第一时间就打断孩子的倾诉。众所周知，沟通是人际交往的桥梁，如果父母第一时间就打断孩子的倾诉，会导致孩子的沟通桥梁被截断，那么孩子还能如何更好地表达自己呢？ 在倾听的时候，明智的父母会尽量保持心绪平静，也会以恰到好处的回应激发孩子倾诉的欲望。首先，在孩子倾诉的时候，父母既要用心聆听孩子，又要给予孩子适时的回应，从而激发孩子的倾诉欲望，让孩子继续倾听。在这种情况下，既不要无动于衷，也不要以长的句子打断孩子的交流，应该以简单的语气词，如"真的吗""嗯嗯""我理解"等词语，都能恰到好处对孩子表示回应，也可激发孩子的谈兴。而且这样的词语语义含糊，用在倾听的时候表示回应，会让孩子觉得自己被认可、被接受，也被尊重。可想而知，在恰到好处的语气词回应中，孩子更加积极地倾诉，也让沟通事半功倍。准许孩子有各种各样的情绪，尤其准许孩子哭，不评判好坏。准许意味着给孩子空间与时间，让他自然地过渡。例如，准许他哭，意味着让孩子把情绪流淌出去。这是生命最早期情绪流动的自然礼物。

其次，我们需要为孩子的情绪命名，帮助孩子说出其内在正在发生的情绪："你生气了""你感到愤怒""你是不是委屈""你好像很伤心""你看上去很高兴""你看上去很兴奋""从你的描述来看你很快乐""听起来你有些悲伤""这件事让你有点沮丧""我猜测你有些孤单""你很好奇""你在表达爱""你在关心别人""你在表达快乐"……这叫概念或情景配对。

3. 不同语气带来不同情绪

很多父母过于重视语言表达的实质性意义，殊不知，只有语气恰到好处，才能让语言表达达到预期的效果。否则，如果语气不到位，或者很过激，语言表达就无法达到预期的效果。具体的语言含义是语言的实质性载体，语气虽然看起来无形，却代表着语句的色彩和灵魂。大多数ADHD孩子对语气的敏感度低，更不要说让孩子学会用语气来表达自己的喜怒哀乐，仅仅是让孩子了解他人通过语气传达的情谊，对于孩子而言都很困难。为了帮助孩子提升对语气的敏感度，父母首先要教给孩子关于语气的知识，然后多引导孩子用心感受不同语气的表达作用。

（1）少用反问、责怪语气，多用陈述、期待语气。生活中，有些父母跟孩子说话，总是喜欢用反问、责怪的语气："你不能把你房间收拾一下吗？都乱成什么样了。""你做事能不能仔细点？整天心思不知道去哪了。"没有人会喜欢总是被否定的感觉，孩子感受到的是埋怨、责备、讽刺，很容易感到委屈，产生叛逆的心理，不愿意配合家长。同样的意思，父母改成陈述、表达期待的语气，可以看看孩子反应如何："我看你房间有点乱了，可以找时间收拾一下。""以后做事如果能仔细一点，就更棒了！"

（2）少用命令语气，多用商量语气。"去把地扫一下""还不去洗碗！"很多父母喜欢用这语气命令孩子，认为这样才能让孩子遵从自己的指令，这种想法是不正确的。孩子年龄再小，也是独立平等的个体，有渴望被尊重的需求，家长只有遵循这一原则，沟通才会更加顺畅、有效。强硬、命令的语气容易让孩子感觉到自己不被尊重。出于维护自尊心的需求，孩子往往会选择拖延、拒绝、反抗等方式，表达对家长的不满。"交给你一个任务，把地扫一下，可以不？""今天晚上你来洗碗，好吗？"语气上缓和一点，有选择的余地，孩子觉得自己被尊重，更愿意听话。

（3）少用猜忌、怀疑，多用信任的语气。猜忌怀疑的语气会伤了孩子的心，破坏亲子关系，导致孩子和父母的距离越来越远。这样一来，父母的教育效果就会大打折扣。时间久了，也容易让孩子产生叛逆心理——"你不是老怀疑我吗，我干脆就变成你怀疑的样子"——从而出现更多的行为问题。不管什么时候，用信任的语气和孩子说话，都更利于沟通和问题的解决。父母的信任会赋予孩子一种积极向上的力量，孩子自发地想要变得更好。遇到事情，家长在还没搞清楚情况时，不要轻易主观臆断，先问问孩子发生了什么，弄清楚事情的真相，再去解决问题。比如，"老师为什么说你呀？发生了什么事？""你是个诚实的孩子，肯定不会撒谎的。"父母越是信任孩子，孩子越是会在心里不愿辜负父母的信任，自我激励，成为更好的自己。

4. 角色互换，深入感受他人情绪

想让孩子理解他人的情绪，就要让孩子与他人产生共情，否则孩子总是无法体谅他人的情绪，又如何真正理解他人的情绪呢？当然，让孩子产生共情也是很难的，这是因为孩子的人生经验有限，总是以自己的情绪感受去粗浅地理解他人，无疑不能对他人做到深入的了解，只能做到肤浅的了解。

很多父母都为孩子不能理解他人而苦恼，却不知道孩子并非完全不能理解他人，而只是自身的感受太匮乏所致。当父母引导孩子设身处地为他人着想、孩子却不能做到时，不如父母真正地与孩子进行角色互换，也许能达到喜出望外的效果。

下面举了一个例子。一直以来，乐乐总是抱怨自己作业太多、上学辛苦、生活很累。爸爸想出一个好办法。暑假里，爸爸妈妈让乐乐自己选择跟父母中的一方去上班。乐乐决定跟爸爸去公司。早上 6 点，爸爸叫乐乐起床，洗漱完毕后没吃早饭就坐一个多小时的地铁去公司。到了单位门口，爸爸买了早餐匆匆忙忙吃下就开始工作。爸爸说："你因为不会处理工作，就写作业代替，爸爸什么时候休息，乐乐就什么时候停止写作业。"爸爸没离开岗位埋头处理了 3 个小时的工作，乐乐也就做了 3 个小时的作业。这是乐乐第一次这么长时间写作业而没休息。下午乐乐又跟爸爸跑了 4 个不同的场所会见客户。下班后乐乐跟随爸爸去菜市场买菜。回到家乐乐累得不想说话、不想吃饭，这才切实体会到爸爸的辛苦。后面对父母的态度也明显好起来了。

对他人感同身受是一种能力，父母一定要努力培养和提升孩子的情商，让孩子具备对他人感同身受的能力。唯有如此，孩子才能更加敏感地体察他人内心，感受他人的情绪，从而与他人建立更好的关系。

5. 做情绪稳定的父母

生活中有很多诸如此类的教训：妈妈嫌孩子不写作业而打游戏，在盛怒之下，妈妈打了孩子，孩子从家里跳下楼，被送到医院抢救失败，孩子再也不能醒来。妈妈真的不爱自己的孩子吗？她只是不懂得控制自己的情绪。人在极端愤怒的时候，大脑充血、思维混乱，极其容易失去理智。因为没有控制住心中的怒火，孩子鲜活的生命戛然而止，只留下妈妈在痛苦悔恨中度过。

一个人的情绪不稳定，他/她的生活也容易一团糟，甚至会带来人生的灾难。控制不好自己的情绪，是要为之买单的。美国社会心理学家费斯汀格（Festinger）有一个很出名的判断，被称为"费斯汀格法则"：生活中的10%是由发生在你身上的事情组成，而另外的90%则是由你对所发生的事情如何反应所决定。简单来说，生活中有10%的事情是我们无法掌控的，而另外90%都是我们能掌控的。所以，永远不要让自己的情绪失控，不要因为生活中10%的不可控，而毁了90%可控的人生。

那么父母该如何科学有效地控制自己的情绪，做一个情绪稳定的人呢？以下建议可供参考。

（1）从十数到一：当气愤的时候，慢慢由十倒数到一再说话；深呼吸，说话的声音与速度要保持平稳。

（2）暂时离开现场：处在剧烈情绪状态时，暂时离开惹怒你的人，找个安全的地方让自己静一静，比如回房间。

（3）转移注意力：当火气上涌时，有意识地转移话题或做点别的事情来分散注意力，比如发现自己要发脾气的时候先去泡杯茶。

（4）冷静后再沟通：请记住，永远不要在生气的时候去解决问题，尤其是跟孩子相处时，待自己冷静下来的时候，再去平静地沟通、解决问题。

（三）提升亲子关系

好的关系胜过许多教育。父母与孩子关系好，对孩子的教育就容易成功；与孩子关系不好，对孩子的教育就容易失败。

1. 高质量陪伴

陪伴孩子对于塑造孩子的性格、培养安全感是非常重要的，但陪同不等于陪伴。很多人不惜辞掉工作做全职家长，就是想要花更多时间在孩子身上，父母随时跟在孩子左右，吃饭、上学、写作业、睡觉等，孩子在哪里，大人的身影就跟到哪里，全家上下都围着孩子转。

可是围着孩子转也不等于高质量的陪伴，它只是陪的时间长而已。何为高质量的陪伴？西方社会向来重视亲子教育，他们将高质量陪伴孩子的时间称为"quality time"，即排除工作和外界干扰，专心地与孩子亲近、互动的宝贵时光。心理学家认为，它与时间长短、频率多少都没关系，关键在于是否用心，要让孩子感受到快乐、安全，而且陪伴的过程是有趣好玩的，不会给孩子带去精神压力。心理学家建议，可以和孩子一起玩游戏，但过程要由孩子主导，家长不要出现教导式语言。另外还要多做语言交流，孩子出现带有情绪的语句时，表达理解和接纳，不去指责和批评，因为此时孩子需要的是感受到家长的关怀与理解。

如何利用碎片化时间来高质量陪伴孩子呢？

（1）上学和放学的时间：不要小看每天接送孩子的时间，如果充分利用，也是一个愉悦的体验。如果步行，可以一边走，一边跟孩子聊聊今天自己的工作，或者孩子的老师、同学的趣事。如果骑车或开车，可以让他先看看沿途熟悉的风景又有了哪些变化，回头再告诉家长。如果因为时间关系不能每天接送孩子，偶尔可以给他一个小惊喜，比如在一个特别的日子满足他的一个心愿。

（2）准备晚餐的时间：准备晚餐的时间也是美妙的亲子时间。可以请孩子帮忙收拾桌子、摆放餐具。还可以给大一点的孩子准备一个属于他自己的"操作台"，并给他配专门的菜板和不太锋利的刀子，让他一起切蔬菜水果、做沙拉。和孩子一边做饭，一边聊天，告诉他一些营养知识，例如：胡萝卜里有维生素 A，吃了会让眼睛变得明亮；大蒜能把身体里面的细菌杀光。这既消除了工作一天之后跟孩子的距离感，又给孩子生动地上了一堂营养科普课。

（3）晚餐后的时间：如果每天晚上 7 点吃饭，孩子 9 点半睡觉，对于学龄前儿童，这部分都可以是亲子时间；如果是学龄儿童，可以留出半小时时间安排一下，天气好可以一起出去散步、运动，如果刮风下雨不适合出门，那就可以在家绘画、下棋、做简单运动瑜伽等。总之不要把父母的责任交给电视机、手机、平板电脑。习惯了去健身房的爸爸妈妈还可以带着孩子一起去。大人能健身，孩子也能从小培养良好的运动习惯。

（4）洗衣服的时间：男孩一般都比较淘气，明明刚换的一身衣服，不到 10 分钟就弄脏了。家长说了无数遍也不管用。最好的办法就是放弃使用洗衣机、烘干机，让他跟家长一起洗衣服。让他知道，原来洗干净一件衣服需要花费这么大的力气。这样他下次在玩耍的时候就会有些顾忌，懂得爱干净。如果孩子之前从未洗过衣服，或者年龄太小，在一起洗衣服的时候，可以分配任务给他，比如负责洗内裤或袜子，不然很有可能把洗衣服变成一场玩水游戏。

（5）处理杂务的时间：家里总是会有杂七杂八的事务，比如交水电费、燃气费，去菜市场，去银行取钱等。这些事往往是见缝插针地挤时间去做。由于现代网络发达，一个手机就可以搞定很多事情，如果不忙，父母完全可以带着孩子一起做。只不过原来 5 分钟可以搞定的事情，带着孩子就可能需要 30 分钟。但是这也是一段独处的亲子时间，孩子是很享受跟大人一起去"办事"的过程的。

带孩子出门办事的过程中，要记得以身作则，给孩子树立好榜样，不插队，有耐心，对办事人员礼貌客气，这些都会被孩子印刻在记忆里。

爱的样子有很多种，高质量陪伴也不必拘泥于时间和形式。父母虽然不能时刻陪伴在孩子身边，但依然有办法可以更高效地处理问题，成为孩子心中最棒的父母。

有一种陪伴叫游戏。罗杰斯（Rogers）与萨依尔（Sawyer）说过，游戏是生命的主要元素。在生物界，智慧越高的动物，玩游戏的时间越长。从心理学方面来说，游戏可以培育孩子的自信心，远离无力感；培育情绪康复力，不再深陷悲伤；可以治愈内心，转移情绪。游戏当中所激发的活力、所产生的亲密感，可以缓解父母的压力。游戏不仅能帮助父母走进孩子的世界，还能帮助父母以孩子的方式重新建立自信。亲子之间的游戏还能让父母和孩子之间产生更好的连接。当孩子们感觉到连接，他们会接纳、认可和尊重父母，他们就会有归属感和价值感，也会更容易纠正一些不当行为。然而，随着孩子年龄的增长，父母不再像孩子幼儿期那样愿意挤出时间陪孩子玩游戏，认为孩子更重要的是学习，殊不知游戏中同样蕴含很多的知识和技能。以下是一些适合亲子时间做的小游戏。

1）手工游戏：如益智拼贴手工，用剪刀剪下拼片、用胶水粘贴完成拼图，动手玩的同时可强化孩子良好的运动控制能力和分析定位能力。孩子需要将第一页中形状各异且打乱顺序的图片剪下来，然后按照数字提示或者图案提示将这些拼图粘贴在第二页上。

2）"脑洞"游戏：给一件简单的物品，尽可能想出它的用途，尽量打开"脑洞"，发散思维。例如问孩子，一块橘子皮能干什么用。孩子想一想说："晕车的时候，把它对着鼻子挤一挤，喷出一点汁，人闻到了就不那么难受了。"如果父母和孩子绞尽脑汁去想，可能会发明出十几种用途。还可以设计一个"那该怎么办"的游戏，关键在于能不能打开思路。"那会怎么样"可以让孩子的思维更灵活自由。

3）体能游戏：法国医学家蒂埃里·蒂索（Thierry Tissot）曾这样说过："运动的作用可以代替药物，但所有的药物都不能替代运动。"经常运动的孩子他们的骨骼和肌肉会更加强壮，而强壮的肌肉骨骼能对体能免疫监视功能起到促进作用，并且能长时间降低机体感染的危险，还能增加淋巴细胞和免疫球蛋白的数量，拥有更强的心肺功能。经常运动的人，免疫力更好，身体也就更健康。父母可以和孩子进行一些以下类型的体能活动。①力量、耐力素质动作发展类型：支撑、悬吊、投掷、跑跳；②灵敏、协调素质动作发展类型：钻爬、攀登、玩球、追逐；③平衡能力素质动作发展类型：走平衡、侧滚翻、荡绳、骑车等。

2. 共同阅读一本好书

"不要让孩子输在起跑线上"是让很多家长耳熟能详的金句，家长都明白阅读的重要性，从小给孩子买一堆绘本、益智书。但很多时候，家长在看电视、打游戏、玩手机，留下孩子在那里独自翻书。如果父母不爱学习，孩子怎么会喜欢看书呢？儿童是在模仿中长大的，观察性学习是儿童学习的特点。教育专家提出，让亲子关系更和谐、家庭更温馨的好方法就是和孩子一起阅读，这种方式也叫亲子共读。父母可以和孩子共同阅读一本好书，做好读书笔记，并互相交流阅读体会，让孩子在父母的影响下学会静下心来阅读和思考，通过交流拉近彼此心灵的距离。

很多父母在亲子共读中，喜欢提出一堆问题，认为孩子回答正确了，这一次的共读才有效果，没答出来，共读就是失败的。这些问题大多是"故事中有几个人（角色）？都是谁？""读了这本书（这个故事），你明白了什么？以后要怎么做？"……这样子提问，不但没有起到让孩子更好地理解故事的初衷，可能连阅读的兴趣也会偷偷溜走。

亲子共读时的提问，要放下功利心，让孩子获得共情，这样才能带来真正的成长。提问时，不要用"好不好""是不是""对不对"这样的评价性问语，可以是一些开放的、包容的问题。例如，"你想起了自己发生过的什么事情吗？""你也有过这样的感觉吗？是什么时候呢？""故事中什么地方最好笑？""有没有让你觉得悲伤的情节？""这个结尾你喜欢吗？""如果不喜欢，你想怎么改？""你想成为故事中的谁？为什么？""你还想让谁看这本书？你会怎么向他推荐这本书呢？"……这样提问，会让孩子有很强的"代入感"，打通孩子和故事之间的那条通道，孩子会发现不同的角度，打开不一样的思路，按他自己的理解畅所欲言。

3. 组织家庭会议

不论父母还是孩子，都可以把自己苦恼的问题提议放在家庭会议上。尤其是在冷静期过后，在避免与孩子争吵的情况下，全家共同参与帮助彼此解决问题，没有埋怨，没有指责，有的只是共同表决，对每一个人都有效的共同执行。让每个人都有机会学习和练习解决问题的能力。

家庭会议是一个非常好的帮助孩子和父母共同成长的方法。家庭会议中孩子们有机会培养父母和教师期待的大部分品格和人生技能，包括归属感和相信自己很能干的信念。它提供了强化家庭价值观和家庭传统的机会。当父母邀请孩子一起解决问题，而不是说教或者管得太多、太细时，就有机会避免权力之争。家庭会议的特点如下。

（1）家庭会议应该每周一次。在确定了家庭会议的时间之后就要雷打不动地进行。不要因为忙或者其他事情而改变或取消一次次家庭会议。孩子会根据你的行为来判断家庭会议的重要性。一旦有效地形成了习惯，每个人就都会盼望这种全家聚在一起的机会，一直到孩子长大并离开家庭为止。

（2）环境氛围既要轻松又要有仪式感，庄重而舒服。不要开电视，不要看手机、打电话。桌子上可以放美食，播放轻音乐。每个人都应当专注参与，这是对家庭成员的尊重。

（3）主持人、发言人、计时员应该由大家轮流担当。每个人都要遵守会议规则，轮流发言。会议内容主要包括三部分：相互致谢＋讨论问题＋美食游戏。讨论问题的决定应该在全体一致同意的基础上做出。如果全家人无法就议程上的一项内容达成一致的决定，就应该把它放到下次会上再讨论，到时候就可能达成一致，因为多出了一个星期的冷静期和想出新主意的时间。家庭会议结束前的最后一项，应该是计划下周的家庭娱乐活动。

（4）家庭会议应该以一个全家人参与的活动来结束，如享受美食、游戏、拍照等。

（5）会议记录，记录美好的亲子时光。整理会议记录，包括日志、照片、家庭问题讨论后形成的解决方案（如亲子旅行的计划、分工等）。最好有个专门的记录本，这样更容易让家庭生活充满仪式感，拥有幸福、珍贵的家庭回忆。

（四）社交技巧训练

同伴（peers）是指行为复杂程度相似的两个或两个以上的人。以活动水平为基础，只要孩子们在追求共同兴趣和目标时能调节自身行为以适合彼此的能力，年龄稍有不同的人也可以被认为是同伴。皮亚杰等理论家认为，同伴对儿童和青少年的发展起到了与成人同样重要甚至更重要的作用。儿童的童年时代存在两个世界，一个是成人与儿童相互作用的世界，一个是同伴世界，它们以不同的方式影响着儿童的发展。在成人与儿童相互作用的世界中，地位通常是不对等的，儿童处于从属地位，它们必须遵从成人的权威。在儿童的同伴世界中，孩子之间一般有同等地位和权利，他们相互协商、妥协与合作。与同伴平等地交往有助于促进儿童社交能力的发展，这是在与父母和其他成人进行不平等互动的过程中很难获得的。良好的同伴关系既可以促进儿童社交能力的发展，又可以缓冲不良事件带来的负面影响，在儿童社会化进程中起着重要的作用。

同伴关系困难是 ADHD 青少年的重要损害领域之一。同伴关系困难包括同伴的侮辱、忽视、拒绝和伤害。ADHD 孩子往往朋友更少，友谊质量更低，并且更容易遭受来自同伴的伤害。同伴关系困难预示着未来的负面结果，包括物质滥用、学习困难、精神症状和持续的社会适应困难。既往研究强调了同伴交往的重要性，亲密的友谊使儿童能够学习解决冲突的策略和解决社会问题的能力。

　　ADHD青少年主要的社交技能缺陷表现在三个方面：破坏性的/不恰当的社会行为、社会认知/社会问题解决能力的缺乏和情绪调节困难。这些缺陷往往导致同伴关系困难。ADHD青少年更容易表现出不恰当的行为，比如冲动、攻击和敌意，并且不太可能参与适当的社交行为，比如分享、合作和轮流。这些消极行为通常会导致同伴关系受损。破坏性的社会行为也可能反映了ADHD青少年缺乏恰当的社会知识和社交能力。儿童通过观察学习和注意社会反馈获得适当的社会知识和技能，这种能力在ADHD儿童中通常受损。

　　总之，ADHD青少年会遇到显著的同伴关系困难和社交能力障碍，导致同伴排斥、辍学和药物滥用等短期和长期后果。社会功能受损的许多负面结果会持续到成年。但是，研究显示，相互的友谊是防止消极同伴结果的保护因素。因此，父母要注重ADHD孩子的社会交往能力，强化孩子的社交能力有助于帮助孩子从容应对不知所措的情况，与他人进行有效互动、建立朋友关系、一起玩耍，在社交活动中培养自信心和社交技能。

1. 区分友善行为和不友善行为

　　学习交友的一个方面是要懂得在社交活动中需要做出友善的行为。父母应该让孩子理解自己的行为、发出的非语言信息与自己给他人留下的印象紧密相关。理解这一点对孩子大有好处，可以向孩子讲解什么是友善的行为，告诉孩子，言行举止、表情、声调和肢体语言都会告诉他人我们是和蔼可亲的还是拒人千里的。例如，眉头紧蹙显然会让人不愿接近，面带微笑则让人乐意亲近。

　　将下面关于友善行为以及不友善行为清单展示给孩子看。让孩子给自己的每一项友善行为打分。如果孩子自己不能列举出很多友善行为，家长可以列举自己从孩子身上看到的友善行为。如果孩子什么都想不出来，家长可以给孩子一些提示，或者举一些具体的例子，如"你觉得你那种做法算不算友善的行为呢""我看你曾经……"。另外，再让孩子看看下面的不友好行为清单，也在不友好行为清单边上标记自己曾经做过哪些不友好的事情（表4-1）。

表4-1 友善行为及不友善行为清单示例

友善行为清单	孩子的表现	不友善行为清单	孩子的表现
对人有耐心		尖叫	
有幽默感		见到同伴不理不睬	
看懂肢体语言		忽视隐性规则	
愿意向朋友让步		对朋友大发脾气	
关心朋友		总是吹牛	
按顺序轮流进行活动		打断别人说话	
不记仇		独自霸占玩具和游戏	
克制冲动		坚持自己的想法行为	
承认自己并不总是对的		举起手阻止他人说话	
能够适应常规做法的变化		反复讲同一个话题	
……		……	

2. 读懂社交信号

社交认知是一项基本能力，即孩子能看懂社交场合的基本布局，找到应对方式的技能。社交认知包括很多元素，一般都需要有效的社交沟通技巧来发挥作用。无论是结伴玩要、课间休息还是在餐厅就餐，孩子都需要学会识别社交信号，并采用特定的社交语言与他人进行有效的沟通。例如，一个同学正在写作业，那最好就不要打断他。

有效的社交沟通技巧包括倾听、理解环境及语义，理解他人的兴趣和感受，以及采用符合社交要求的方式表达自己。孩子必须学会识别他人的语言和非语言社交信号，然后解读社交规则。可以练习"如果……，那么……"，例如，"如果你同学看起来很失落，那么现在就不是你分享愉悦经历或者新奇玩具的好时机。"要教导孩子抑制自己的冲动，等待更好的时机。

父母可以把下面的场景案例说给孩子听，或者演示给孩子看，让孩子留意案例中的小主人公犯了什么错误，以下是一个案例。

　　老师带全班同学去参观某博物馆，正在给同学们作讲解，老师问："谁还有问题？"阳阳问了一个问题，得到答复后仍喋喋不休。同学开始表示不满，看向他或瞪了他几眼，但是阳阳没注意到，继续说个不停。这时，有同学说："不要说个没完没了，我们都听不清了。"阳阳好像并没有听出这话是说给他听的。最后没办法，老师直接告诉他，不要再说了，请保持安静，阳阳才停止了说话。

　　父母也可以告诉孩子判断一个同伴是否喜欢自己，很多时候可通过他们的眼神、行为、聊天过程中无意释放出是否感兴趣的信号来判断（表4-2）。

表4-2　兴趣度信号

对话中表示感兴趣的信号	对话中表示感到乏味无聊的信号
微笑	叹气
做出支持性评论	耸肩
与你有目光对视	打哈欠
表示赞同	不发问
向讲话人发问	没有目光接触
身体前倾	语调尖利或平淡
……	……

3. 需要过滤的社交话题

　　每个人都有不适合公开讨论的话题。要让孩子学会了解哪些是公开话题，哪些是私密话题，有些信息并不适合公开。为了避免伤害他人，对于那些他人希望被保守的秘密，父母应告诉孩子不应该随意散布。

　　请孩子列举那些他认为需要过滤的话题。如果孩子一时想不起来，可以心平气和地和他分享一些自己观察到的情况。可以说"我记得上次……"，或者也可以描述一下当时的场景，不要急于讲述信息不过滤所带来的后果。问一问孩子，上次是怎么回事，上次有哪些话不该说，对方感受如何，下次遇到类似的情况，觉得自己可以怎么做。和孩子商量，选定一些活动、人物和场景，坚持进行过滤信息的练习。每次的练习可以持续一个小时，这样孩子才能更好地掌握这项技能。坚持练习，让孩子提升自己的意识以及过滤信息的能力。

4. 友谊是条平行线

友谊是相互的，这就是说孩子需要展示出和他人成为朋友的愿望，展示出友好的姿态，主动和别人来往。与人合作，不仅意味着妥协，更重要的是要认识到友谊是相互的。

朗读下面关于朋友关系的描述。

友谊是条双行线。友谊需要平衡，双方都要从中有所收获。迎合他人的字面意思是：当他人主动接近你时，你应该迎上去和对方打招呼；如果有人对你微笑，你也应该微笑以对；如果对方做出让步，你也要想办法与对方达成一致和共赢；如果有人表示愿意跟你一起玩，你可以主动发出邀请；如果上次玩游戏从你开始，那么这次可以让朋友先开始；如果有人希望你能先停下，你可以先停下来。

让孩子讲一讲，在以下不同的场景中，哪些做法能够展示谦让的态度：①挑选游戏；②有人向你微笑致意；③有人邀请你玩耍；④有人希望参加你们的活动；⑤决定游戏规则。

将下面朋友关系中的角色定位读给孩子听。

作为朋友，我要表现随和，愿意按照朋友的意愿行事，愿意让步，愿意克制自己，愿意考虑朋友的感受。我需要考虑朋友的感受，对自己的言行进行适当的调整，让对方感受到相互之间的合作与支持。

问一问孩子："和他人一起玩时，作为朋友，你应该做什么？ 作为一个好朋友，你觉得自己应该做些什么？ 你觉得做一个好朋友有什么为难的地方吗？"和孩子继续讨论友谊中的让步问题。父母可以随时问孩子，他应该如何按照实际情况作出让步。

为了加深孩子的理解，父母可以做一个如下的表格（表4-3）。孩子表述发生的情境，父母整理出来讨论：孩子的感受如何，妥协谦让的难点在哪里。甚至可以在家庭内部设计不同的游戏，让每个人都有机会练习妥协和谦让的技巧。

表4-3　谦让记录

我妥协谦让的行为表现	同伴妥协谦让的行为表现
场景1：	场景1：
场景2：	场景2：
场景3：	场景3：
……	……

5. 预防校园欺凌

校园欺凌是指在校园内外学生间一方（个体或群体）单次或多次蓄意或恶意通过肢体、语言及网络等手段实施欺负、侮辱，造成另一方（个体或群体）身体伤害、财产损失或精神损害等的事件。学生之间，在年龄、身体或者人数上占优势的一方蓄意或者恶意对另一方实施下述行为，或者以其他方式欺压、侮辱另一方，造成人身伤害、财产损害或精神损害的，可以认定为欺凌。

1）肢体欺凌：通过肢体动作去恐吓、伤害他人，如暴力推搡、拳打脚踢、抢夺或勒索财物等。

2）言语欺凌：通过骚扰、辱骂性语言对他人进行伤害，如当面或背后羞辱、讥讽、嘲笑、诅咒、起外号等。

3）社交欺凌：故意离间破坏同学之间的关系，如散播谣言、暴露他人隐私、损毁他人形象、孤立排挤他人等。

当孩子遭遇欺凌，父母应该怎么做？

（1）教会孩子自尊自爱和自我保护。有些父母平时要求孩子一味顺从，打压孩子的自尊，这样容易导致孩子在学校成为被欺负的对象。如果事态超出孩子的应对能力，家长应采取行动，与学校和教师进行沟通。

（2）鼓励孩子建立有益的人际关系。孤僻、不合群、人际交往能力差的孩子更容易遭受校园欺凌。家长要从小培养孩子和同伴建立善意、支持性的人际关系能力，这对校园欺凌的影响能产生缓冲作用。

（3）冷静——最重要的是孩子。当孩子讲述欺凌发生的情形时，请保持冷静，很好地倾听并作出回应，让孩子知道这个情况是完全可以控制的。无论发生什么样的事情，父母都要站在孩子这一边，支持孩子。

（4）共情——先别追问过多细节。不要一味安慰孩子不要和同学计较，这可能让孩子误以为遭受欺凌是因为自身的问题，让他/她陷入更深的痛苦与自责。对孩子表达共情，向孩子传递这样的信号：他/她所描述的事情并不是成长过程中的"常态"，表示对他/她所遭受的对待非常痛心。

（5）接纳——父母绝不抛弃孩子。孩子遭受欺凌后容易出现极端情绪，例如对于人际关系异常抗拒，不愿意上学等，这个时候家长要宽容对待。因为孩子可能处于应激状态，不要对他产生二次伤害。

（6）安抚——先平复孩子的情绪。孩子在极度没有安全感时更看重别人的关心，越早把情绪处理好，对孩子的伤害和日后的影响才能越小，这比解决事情本身更重要。

（7）感谢——孩子肯将事情讲出来，很勇敢。告诉孩子很感谢他有勇气告诉你这件事。同时向他/她说明，只有其愿意谈到这个事情，爸妈才有机会可以帮助他/她。比较有效的一种表达方式是："我知道你需要很大的勇气告诉我这些，尽管这么艰难，你却依然愿意告诉我，谢谢你的信任。"

校园欺凌给孩子带来的精神伤害是持续的甚至是长久的。一些校园欺凌具有隐秘性，有时被父母误以为只是同学间的打闹而没有及时发现。父母要注意跟孩子建立良好的亲子关系，警惕孩子身体上、言语行为上的变化，掌握高效、科学的精神心理学知识，才能未雨绸缪，防患于未然。

（五）正念技术练习

正念（mindfulness）就是觉察、关注和注意。有意识地去觉察、专注当下的每一秒，并不加任何主观判断。作为一种帮助人们安定于当下的治疗方法，它倡导"不判断、不反应，如此所是"，以一种开放、接纳的方式来治疗 ADHD。

在正念治疗中，个体可以真正体验自己的生活，而不是追求从一个愉快的体验跳到另一个愉快的体验，这有利于缓解 ADHD 儿童过度的感觉寻求，改变 ADHD 儿童与外界互动的方式，从根源上帮助 ADHD 儿童。正念的理念和 ADHD 的核心症状是完美适配的，正念本质上是学习如何以非判断的方式去注意，而 ADHD 群体是无法集中注意力。因此，正念解决了 ADHD 的核心问题。

正念在一个非常基本的层面上起作用，即培养注意力集中的能力，而这正是 ADHD 儿童缺乏的能力。正念提倡的"此时此地"也是它实践的方式，正念的练习可以不受时间、地点的限制，在家里、楼梯或者公车上，几分钟的正念练习即可让父母及孩子身心受益。布赖恩（Brian）等通过对 64 名 7～9 岁的儿童开展正念训练，发现被试者在注意力、自我行为监控、执行功能上都有显著进步。史奈特-赖克（Schonert-Reich）等通过对 9～13 岁的学生进行 12 次的正念治疗，发现正念治疗对儿童的情绪管理、同情心、乐观水平也有所帮助。已有研究证明，正念治疗可以提高学业困难儿童的注意力，降低其问题行为，也对焦虑症状学生的注意力和学业成绩有所助益。下面介绍几种家庭中父母和孩子可以进行正念练习的小方法。

1. 正念呼吸

选择一个安静的环境，卧室或客厅，找到一个最为舒适、放松的姿势坐下或躺下。如果愿意的话，可以轻轻闭上双眼。如果不愿意，可以微张双眼，低头俯视地面。告诉自己：接下来的 3 分钟，我要和自己相处一段时间。准备好之后，开始把注意力慢慢向内收回。

首先，把自己的注意力想象成一个"身体检测仪"，好奇地从头到脚检查一遍，体会此时此刻自己身体里的各个部位分别是什么感觉。如果身体的任何部位有紧绷的感觉，请有意识地允许自己放松。想象自己此时此刻正躺在一个水温适中的澡盆里，想象温暖舒服的热水正在渐渐融化你身体里的紧绷感，使全身变得越来越松弛，越来越柔软……

当自己在体内感受到了一些放松或松弛时，开始把注意力放到呼吸上。允许自己意识到身体正在呼吸着。即便不去有意识地命令身体，它也一直本能地处在呼吸状态。无须有意改变呼级的节奏，无须让它变得更快或更慢，只需按照自己最舒适的节奏呼吸即可。

想象自己的注意力是带眼睛的，我们可以把它称为"意识之眼"，用"意识之眼"认真观察自己的呼吸，以及它的节律和深浅。渐渐意识到吸气的时候，空气通过鼻孔进入身体，慢慢充满体内的各个器官；吐气的时候，空气又渐渐地离开了身体。尝试一下自己是否可以认真地好奇地依次观察每一轮吸气和吐气，仿佛这是自己有生以来第一次体验呼吸的感觉。

第一轮：好奇地观察，吸气时，肩头慢慢隆起；吐气时，肩部慢慢下垂。

第二轮：认真地观察，吸气时，胸腔慢慢膨胀；吐气时，胸腔慢慢收缩。

第三轮：用心地观察，吸气时，腹部慢慢鼓起；吐气时，腹部慢慢下沉。

在这个过程中，练习者的注意力免不了会开始游走，脑中也许会开始飘过各种各样的想法，可能会想"这个周末我要去哪儿玩呢？""今晚我的作业/工作还没完成"或"这个练习我现在做得对吗？"，甚至有可能会想"这个练习太无聊了，完全是在浪费时间"。或者，练习者可能会在这个过程中体会到不同的情绪，比如感到平静、放松，或是无聊、烦躁、困倦等。如果练习者发现思绪没有关注在呼吸上，反而游走到了其他地方，那么告诉自己，关注力游走是完全正常的，这些情绪和思绪的产生也是完全正常的，只需不加主观评判地觉察它们的产生，然后慢慢把关注力重新放回锚点——也就是自己的呼吸上，继续体察下一轮的吸气和吐气。无论注意力多么频繁地被其他事物打乱，都只需觉察它，然后重新把关注力放回到呼吸上，用"意识之眼"去观察自己的呼吸。练习者甚至可以想象，每当吸气时，新鲜的空气进入到身体，进入到肺部和心脏，并通过血液被传输到大脑和全身。每一次吸气，都想象自己的身体被新鲜的空气滋养着。吐气时，想象身体里的焦虑、压力和一切其他烦恼，都随着空气离开了自己的身体，使身体越来越放松、舒适和平和。

就这样继续进行几轮正念呼吸。

当练习者想要结束练习的时候，重新把注意力放回身体，检测一下现在的身体从头到脚是什么样的感觉。如果有哪个部位依然感受到了紧绷和压力，请允许自己有意识地将其放松。

最后，在心里感谢自己选择花几分钟的时间和自己的呼吸相处。准备好后，渐渐把注意力重新放回现实环境中。然后，慢慢地睁开双眼。

做完正念呼吸练习后，花几分钟回味一下这个感觉，感受刚才的个人体验是什么样的，即把注意力向内看是一种什么样的体验。觉察自己的注意力有没有游走，如果有的话，是否觉察到了；觉察到了之后，再把注意力放到呼吸上，是一种什么样的体验；练习前后，自己的状态有何不同。

2. 正念散步

正念散步的目的是允许自己以全新的视角重新审视大自然里的一切，并用自己的五官功能——视觉、听觉、嗅觉、触觉以及味觉，用心体验它们。家长可以在每天吃完饭后，花 10～15 分钟带着孩子出去散步。不带手机或把手机调成静音。

出发之前，告诉自己：在接下来的这段时间里，我要全身心地与自己、孩子以及周围的环境相处；当我迈出第一步时，我将允许自己把与散步无关的思维放置一边。

迈出第一步时，开始用心观察四周的环境，仿佛这是你第一次如此细致地观察周围的一切。问自己可以看到什么，周围的气温怎样，是否感受到有微风轻拂在脸上，是否有树木在风中摇曳，是否听到什么声音，是否可以闻到任何气味；散步的时候，周围是否有事物让你感到心旷神怡、心情舒畅，是否可以感受到温暖的阳光、芬芳的花朵、鸟儿的歌唱、美丽的树叶、双脚踩在泥土里的感觉，或者是他人的笑脸……

无论你注意到了哪种让你觉得美好的事物，允许自己沉浸在其中，认真地去品味它的细节。如果愿意的话，甚至可以用手去轻轻触摸树叶的表面，柔软的沙子，或是流动的溪水。全心全意地允许自己享受并关注当下你体察到的一切，仿佛这是世界上唯一的存在。

当觉得自己对一件事物品味足够时，可以继续去寻找下一件让自己感到心旷神怡的事物。这就好比自己是一只饥饿的蜜蜂，在一朵花上吮吸够花蜜后，再继续寻找下一朵喜欢的花朵。

在这个过程中，如果注意力被其他不相关的思绪带走了，或是感受到了某些情绪，比如无聊、烦恼、着急等，只需不加主观评判地觉察到这些思绪和情绪的出现，然后重新把注意力慢慢放回到四周的环境上。

结束时，在内心默默告诉自己，这段特殊的散步旅程要结束了。如果愿意的话，可以用一种感恩的心情感谢自己愿意尝试这样一个新体验，因为勇于尝试新事物的举动是非常值得赞扬的。如果选择这么做的话，感受一下当自己去认可自己的时候，是一种怎样的体验。

3. 正念地看

我们都是生活的过客。父母经常会感叹，时间都去哪儿了，孩子怎么长这么大了，一周甚至一年怎么这么快就过去了。我们生活在一个快节奏的时代，每天要接收很多的刺激信息，因此对生活中很多事情很容易忽视掉。

作为父母，正念地看有助于父母敞开心扉。它将父母带出平时爱挑剔的状态，让其停留在平和与欣赏的心境里。通过将注意力集中在孩子真实而美好的一面上，愤怒与沮丧便会被驱散。不再纠结于他们的脆弱与敏感，而是会思考他们的潜力。孩子成长得很快，而且在这个过程中父母会看到许许多多的美好事物，有很多东西值得认真去看，这就叫作"正念地看"。

对孩子来说，正念地看也比以往任何时候都更加重要，因为它能抵消当今社会生活中的浮躁。它有助于孩子们放慢速度，留心细微之处。仔细地观察某物有助于培养孩子对视觉细节的专注，这对于阅读、写作及学校的课业都是非常重要的。父母可以带孩子做以下几项练习。

（1）仔细去看：收集几颗看起来很相似的石子，把它们放在一个盒子里或一个纸袋里。也可以使用叶子、纽扣、花朵或其他具有类似外形的事物。让孩子把手伸进盒子或袋子里，取出其中一个物品。父母也取出一个。鼓励孩子尽量保持安静不动，仔细研究他/她的物品。它看起来像什么？ 能看到什么颜色或印记？ 它是光滑的还是粗糙的？ 如果孩子走神了，告诉他没关系，鼓励其把注意力拉回到物品上，继续研究各种细节。

把物品放回盒子或袋子里，摇一摇。把里面的东西倒出来，让孩子找出刚才他/她拿过的那个物品。并询问他/她：把它找出来容易吗？ 保持专注困难吗？ 对于专注地看，有什么发现？ 同时，请告诉孩子你的发现。

（2）眼睛间谍：尝试将正念地看融入每天的例行事务中。可以在去学校、超市或朋友家的路上玩这个游戏。让孩子向四周看，让他说说看到了什么，指出以前他/她从来没有注意到的东西。同时，记得分享你的看法。

（3）水的形状：在一个透明的大罐子里注满水，在水里加几滴食用色素，观察它在水中如何扩散成各种各样的形状和漩涡。父母和孩子各自说说在染色的水中看到了什么？有没有任何动物的形状？有没有树的形状、脸的形状？类似的游戏还有"看云游戏"，即选个好天气躺在公园草坪上看天上的云，看自己能否分辨出云卷云舒中出现的各种动物形状。

4. 正念地闻

嗅腺不仅是身体中最强壮的腺体，也是最重要的记忆触发器，并会对人的情绪状态产生极大的影响。因此，它有助于人们唤起一些记忆，并有一些其他价值。哈佛大学的一项研究显示，睡在玫瑰花香中的学生能够比其他学生记住更多的数据。香味让大脑放松并能激活负责形成长期记忆的脑区。

在芳香疗法中，鲜花、植物和香草的精华特别重要。薰衣草和迷迭香能够改善记忆；柠檬能够激发活力；松木能够让人平静；茉莉花能够改善解决问题的能力；薄荷既能够提升记忆力、专注力，还能够改善运动体能。德国科学家发现，花香会让人们做好梦，而臭鸡蛋的气味会让人们做噩梦。

父母可以和孩子做一个小练习——那是什么气味？

选择4种气味非常不同的物品。选择的过程可以很有趣，或许可以选一段松枝、一根肉桂、一朵玫瑰、一罐花生酱、一支薰衣草或一些香草精。

蒙上孩子的眼睛或让其闭上眼，深深地吸一口气，闻闻每样物品。一次闻一种，看孩子是否能分辨出每种物品，是否更喜欢某些气味，一些气味是否让他们想到了其他什么东西/事情。

交换角色，让孩子选一些东西让父母来闻。

继续这个练习，问孩子是否觉得分辨气味变得更容易了，不同的气味是否唤起他们不同的记忆。与孩子分享一段你最喜欢的、与某种气味有关的记忆。比如，洗衣液的气味让人想起孩子还小的时候。

5. 正念品尝

正念品尝的最大益处是它增加了坐在一起分享食物的快乐，并且使品尝者将注意力放在所吃的食物上，这是体验到意识最放松状态的方法之一。教会孩子充分感知他们吃的食物以及吃的方式，这能够帮助他们分辨好坏，并承担相应的责任。

父母可以和孩子做一个小练习——正念吃巧克力。

拿几颗巧克力给自己和孩子，摆放在面前时，先允许各自花一分钟时间认真地好奇地观察它的样子。想象这是你们有史以来第一次见到它，允许自己用心地观察它的包装、形状、大小、颜色等。把巧克力放在手中，感受下它的质感和重量。深呼吸，感受空气中弥漫着的巧克力味道。想象一下在这块巧克力来到你手中以前，它可能都经历了什么。想象那些种植可可豆的农民、工厂中对其进行加工的工人、运输巧克力的货车司机，以及商场对其进行销售的店员，多少人的辛勤努力才使它有了今天这个样子，并让它呈现在你的面前。

接下来，开始准备慢慢地享受面前的这块巧克力。

注意到此时此刻的是否已经不由自主地分泌口水，觉察手如何缓慢且灵巧地剥开巧克力的包装纸，观察巧克力本身的形状和颜色，然后慢慢把巧克力送到自己的嘴边，感受当巧克力轻触嘴唇、舌头和牙齿时的感觉。

当轻咬下第一口时，允许自己用心品尝它的味道，可以分别尝试口中含着巧克力、缓慢地咀嚼巧克力，以及稍快地咀嚼巧克力之间在感觉上有什么区别。当第一次咽下巧克力时，认真感受吞咽的感觉，并用"意识之眼"好奇地体察巧克力从食管慢慢滑入胃中的感觉。

继续以这样一种正念的方式享受剩余的巧克力，每咬一口、每嚼一次、每咽一回，都允许自己认真地沉浸在那种用心体察的感觉里。当吃完整个一块巧克力后，细心回味它的味道，并尝试看看嘴里是否有巧克力浓郁的余味。好奇地闻一下自己的手指，看看手指上是否留有巧克力的味道。

让孩子从一系列与味道有关的词语中挑选一些出来，描述与刚才的过程有关的体验，比如苦的、难咀嚼的、硬的、甜的、酸的、柠檬味的、难吃的、好吃的等。

在平日里，无论做什么事，让自己和孩子用一种正念的方式去做。比如正念式刷牙、正念式开车、正念式化妆、正念式洗澡、正念式坐地铁等。每当意识游离时把它重新放回当下，这会让人的大脑里产生新的活动与神经通路，久而久之，对自己的关注力的控制能力就会越来越强。

（六）正面管教技术

巴金先生说："孩子们变好或变坏与他们受到的教育有关，有句话叫'先入为主'，所以父母是第一任老师，不能把一切推给学校。帮助孩子健康地成长——所谓培养、所谓教育，不过是这样一句话。我们希望子女成龙，首先就要尽父母的职责。"家庭教育是一个人接受最早、时间最长、影响最深的教育。只有父母不断地学习、不断地努力，无论在品德还是在学识上都作孩子的榜样，孩子才会成长得更好、更健康。

正面管教（positive discipline）即正向教养力，是简·尼尔森（Jane Nelson）与其合作者通过家庭教育实践提出的一种教育方法，教导成人通过既不惩罚又不娇纵，而是和善与坚定并行，在相互尊重与鼓励中培养孩子重要的生活品格与社会技能，引导儿童成为对社会负责、尊重且有能力的人。在整个教育过程中，父母一方面需要与孩子有良好的情感联结，另一个方面需要设定一定的界限。从字面上翻译即是通过正面的、积极的方式对行为及行为方式进行控制。正面管教有5个重要的原则：①帮助孩子建立联结（归属感和价值感）；②相互尊重与鼓励（和善与坚定并存）；③长期有效；④着重解决问题，培养重要的社会和生活技能；⑤帮助孩子挖掘他们的潜力。正面管教的关键在于在相互尊重与合作中与孩子建立亲密关系。

尼尔森是正面管教创始人，根据阿德勒（Adler）的个性心理学创建了正面管教。通过正面管教，即便是不懂心理学的父母，也可以对孩子进行行之有效的教育。该方法一时之间风靡全球。尼尔森认为，孩子的日常行为是对价值感和归属感的追求，如果父母希望孩子成长为自信且有责任感的人，就需要引导他学会付出、合作和尊重他人，这些都是孩子未来价值感和归属感的来源。正面管教的核心在于倡导父母要平等与合作地、和善与坚定并行地、鼓励而非奖惩地构建民主型的家庭氛围，在这种互惠互助、互相关爱的家庭环境下，父母运用相关正面管教的工具培养孩子的归属感和价值感，最终培养孩子有价值的社会技能和人生技能，帮助其成长为一个对社会有价值的个体。

1. 相互平等与合作

正面管教在形成及发展过程中，最重要的核心理念就是强调相互平等与合作。正面管教主张在家庭生活中，每个成员都享有平等的地位和价值。家庭互动中父母应该尊重家庭中的每一个成员，包括夫妻间的互相尊重，重视并引导孩子树立每一个人都是家庭中平等的一员的观念，每个人有同等的地位，并都能为家庭做出贡献。平等不仅意味着对孩子的尊重，还体现在对父母、对他人、对社会秩序的尊重。对孩子的尊重，就是父母将孩子看作和他们自己一样，是个享有同等决定权的人，每个人都在家中扮演不同的角色，每个人都有被尊重的权利，具体体现在以下3个方面：①尊重孩子的独立人格，尊重孩子的身心发展规律，尊重孩子的自主选择权利。但孩子生活在这个世界里，需要学习尊重自然法则，必须体会秩序和规则是自由权利的一部分，如果不守秩序，所有人的自由都会受到影响。②在平等的关系中，每个人都有同样的权利，包括父母自己也需要被尊重，对父母自己的尊重则体现在对秩序、规则、规律的坚定执行上，在这个基础上发展儿童对他人、对秩序、对规律的尊重。③在相互平等的基础上，父母和孩子们有更多的平等和自由。当然，也同样有更多的责任，每位家庭成员都要关注家庭的整体需求而合作，合作要求每个成员各自努力，共同完成对全体最好的事情，和谐地朝着共同的目标努力，体现自己的价值感，并感受到归属感。一个人只有感受到与他人平等，相信自己有尊严和价值时，才能形成健康心理，并随时准备与他人合作，为共同的目标努力，对他人、对社会作贡献。

2. 和善与坚定并行

如何做到相互平等与合作？　正面管教的另一重要理念就是和善与坚定并行。和善是父母对待孩子的态度，是父母与孩子心的连接。在相互尊重与合作中，父母所有的态度都应该是和善的，用和善的语言和方式表达对孩子的爱、理解、接纳与鼓励，这体现了对孩子的尊重，也体现了对自己的尊重，使得父母与孩子平等交流，培养亲密的关系。这种亲密关系能帮助孩子在成长过程中体验到归属感和价值感。坚定是父母做事的原则，是与父母自己的连接，与社会环境的连接。和善与坚定并行即父母根据社会秩序和规则的需要，将孩子的行为限制在一定的范围内，有原则地指引孩子在成长过程中平衡稳定，培养孩子的安全感和责任感。

和善与坚定理念的结构如图4-1所示。如果和善而缺乏坚定，孩子有自由但是无秩序，就是娇纵溺爱；如果坚定而缺乏和善，孩子有秩序但是无自由，就是强权专制；如果低坚定低和善，孩子得到的是忽视，这种情况对孩子的伤害最大。唯有做到和善与坚定并行，才能做到尊重孩子、尊重自己、尊重规则，并且能够赢得孩子的合作。和善是对惩罚和严厉的矫正，是让亲子关系更友好、更和谐、更有效的基石；坚定则让孩子成长道路更有标准、更有价值和底线；和善与坚定并存才能真正体现相互尊重与合作，才能让父母的教育更有效。

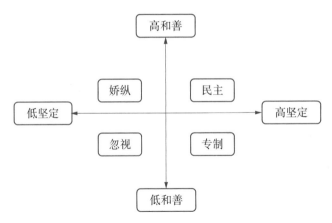

图4-1　正面管教中和善与坚定理念结构图

3. 鼓励而非奖惩

正面管教反对奖惩，并认为奖惩都是父母采取的一种权力行为，并试图将父母自己的意志强加给孩子。它给孩子的都是外驱力，短期有效，长期会削弱孩子的内驱力，会导致孩子成为"总是寻求别人认可的人"而依赖于他人（表4-4）。鼓励是向孩子表明那种能让他们知道自己足够好的爱与支持，是一个持续的过程，是对孩子自主性的肯定。它能给孩子带来自我评价并能激发孩子内在前进的动力，使他保持一种持续的积极向上的状态。

表 4-4　鼓励、奖励与惩罚对比

比较项	鼓励	奖励	惩罚
作用	激起对方的勇气；激励与促进	表达令人满意的评价；表示认可；美化，将好结果归因于被赞扬的人	表达失望；表达权利；表达控制
指向	孩子的行为；针对现在和未来的困难，增加行动力和树立自信心	孩子本身；针对过去和当下的赞美	孩子本身；针对过去、当下和将来的失望
认可	努力以及改进："你尽了力。"启发正向自我评价："你对你的成果感觉怎么样？"	针对完成了的、完美的结果。如："你做得很对。"	没有认可
态度	尊重的、欣赏的；"谁可以让我看看我们应该怎么做？"	操纵性的；"你做得太好了，这个奖励给你，继续加油。"	权威性的；"你让我太失望了，你该受到应有的惩罚。"
父母常使用的句式	自我指向式；"我感谢你的合作。"	评价式；"我喜欢你的做法。"	权威式；"我对你很失望。"
导致的结果	孩子为自己而改变	孩子为他人而改变；总是寻求他人认可	教给孩子的是权力
控制点	内在的；"我是怎么想的？"	外在的；"会被人怎么想？"	外在的；"我应该怎么逃脱惩罚？"
目的	理解；"你想到了什么？""你学到了什么？""你感受到了什么？"	遵从；"你做得正确。"	制止不良行为
对自我价值感的影响	觉得自己有价值，无须他人的认可	当得到他人的认可时，才觉得自己是有价值的	觉得自己没有价值
长期结果	自信、自立	依赖于他人	叛逆，丧失自我而屈从

正面管教提出了鼓励的具体策略如下。

（1）父母应该无条件接纳他们，积极地聆听他们的内心，增强其归属感。

（2）信任孩子：父母应该在孩子童年时期引导其与他人合作，在他助与自助的体验中逐步建立孩子有能力的自信，战胜自卑、追求卓越。

（3）尊重孩子的独特性：承认每个个体都是独一无二的，都有实现社会兴趣的潜能，父母应该以平等的态度与孩子沟通，并把这种平等的观念扩展至对他人，乃至全社会，培养其自尊及他尊感。

（4）关注孩子的优点：每个人都有追求完善的潜能，父母应该细心发现并肯定、强调孩子的能力、特质及潜能，提高自我创造能力。

（5）重视过程胜于结果：父母在孩子犯错时愿意接纳其感受并积极地鼓励、引导解决问题会让孩子更有勇气接纳自己一时的失常或失败，重建其适应社会的勇气与自信。

4. 构建民主的家庭氛围，培养孩子的归属感

正面管教所倡导的是相互平等与合作、和善与坚定并行的民主型家庭氛围。民主型家庭氛围是指家庭所有的成员相互尊重、相互理解、相互帮助。在正面管教家庭中，培养归属感的工具见表4-5，这些工具都强调每个人都是一个独特的个体，都在家庭中享有同等的地位、价值和权利，家庭成员不因各自角色定位的差异而产生不平等感。父母自己要知道，并需要让孩子知道，孩子本身要比他们做的任何事情都重要，他们是值得被爱的。在既不惩罚又不娇纵的正面管教中，孩子通过父母营造的相互尊重与合作、充满爱意的家庭氛围，形成对自己、对他人、对世界积极的看法与为他人作贡献的行为方向，并充满自信与勇气。同时，孩子通过观察父母之间友善且互助的关系，容易发展与他人尊重与合作的人际关系，这是儿童归属感形成的基础，有利于孩子身心健康的发展。

表 4-5 正面管教工具——培养归属感

正面管教方法	释义	应用举例
和善与坚定	和善与坚定结合在一起，防止极端化；从认同感受或表示理解开始	在可能的情况下提供选择。例如："我知道你不想刷牙，来，我们一起做。""你还想玩，但现在到了上床时间，你想讲故事还是听我讲故事？"
信任	当对孩子表达信任时，孩子会发展出对生活的勇气和对自己的信任	不要说教，而是说"我相信你能解决。"孩子通过体验发展他们解决问题的能力和如何面对失望；认同感受："我知道你很沮丧，我也会这样。"
倾听	在孩子感觉被倾听后，他才会听	当孩子试图对父母说话时，回想自己是否经常打断、解释、辩护或命令孩子；停止说话，只倾听。可以问问题，例如："能给我举个例子吗？ 还有吗？"当孩子说完后，问他是否愿意听父母说；分享后，着重于寻求对双方都有利的解决方法
拥抱	孩子感觉好就会做得更好，父母也是这样。拥抱可帮助家长感觉更好	当孩子发脾气时，试着去给孩子一个拥抱；如果孩子说"不"，可以再说一次"我需要一个拥抱"；如果孩子再次说不，就说："我需要一个拥抱，你准备好随时来找我。"然后走开，你可能会惊讶于后续发生的事情
给予关注	孩子是否感到他们无足轻重	放下正在做的事情，把注意力集中到孩子身上，他/她比所做的任何事都重要；不要忘记安排特别时光
"我注意到"	告诉孩子"我注意到"的事物，通常就足以激励孩子改变	"我注意到你把湿毛巾放到了沙发上"；"我看到你的作业本还在桌上，马上要吃晚饭了"；"我看到你的自行车还在外面，现在要开始下雨了"；静静观察，表达对他们有能力找到解决办法的信任
认同感受	感受到接受他人并表现出对他人的接受	允许孩子有自己的感受，这样孩子才能了解他们有能力处理问题；不要修复、解救，或试图说服孩子放弃感受；认同孩子的感受："我能看出来你真的很（生气、愤怒、难过）。"保持沉默，相信孩子能处理

续　表

正面管教方法	释义	应用举例
近距离倾听	表达对其的关注	腾出时间，安静地坐在孩子身边； 如果孩子问起，回答说："我只想陪你坐几分钟。" 当孩子说话时，只是倾听，不判断、不指导、不解释
鼓励	孩子需要鼓励，就像植物需要阳光	一个行为不当的孩子是一个丧失信心的孩子。当孩子感受到鼓励时，不当行为就消失了； 发展有价值的社会和生活技能，帮助他们感到有能力
特别时光	安排和平常不同的特别时光	放下手机； 轮流选择你们一起头脑风暴时活动清单中的都喜欢的一项； 年龄指导：2～6 岁，每天 10 分钟；7～12 岁，每周至少 30 分钟；13 岁以上，每月 1 次
幽默感	帮助家长和孩子获得轻松	家长可以经常和孩子讲笑话和幽默故事，用有趣的方式解决问题，教孩子学会自嘲，适当的自嘲也是一种幽默
目光对视	坐在沙发上，对着远处的孩子叫喊不起作用也不尊重	停下你正在做的事，站起来，走近孩子，看着他/她的眼睛。家长可以注意到，当做出尊重的努力看着孩子的眼睛时，自己的语气会更温柔
纠正前先的连接	确保爱的信息得以传递； 建立亲密和信任，而不是距离和敌意	"妈妈是爱你的，但是这件事不行，不可以这样。" "对我来说，你远比分数重要，分数对你来说意味着什么呢？" "我爱你，相信我们可以找到相互尊重的解决办法。"
约定	双方经过协商达成一致	讨论，每个人表达对问题的感受和想法； 用头脑风暴的形式提出解决办法，选择一个大家都同意的办法； 对执行约定的最后期限达成一致； 如果约定没有被执行，避免判断和批评。使用非言语信号，或者问："我们的约定是什么？" 如果约定依然没有被执行，从第一步重新开始

5. 赋予孩子自主权，培养孩子的价值感

孩子的好行为来自他们希望通过贡献和合作获得归属感和价值感的天性，而孩子们表现出不良行为，是因为他们认为寻求过度关注或行为放肆有助于他们获得归属感和价值感；报复性行为使他们在未能获得归属感和价值感的经历中受到的伤害得到补偿；逃避、妥协行为是源自孩子的自卑情结，认为自己不行，没有能力。当孩子们意识不到自己的观念错误时，父母应该以平等的姿态走进孩子的内心世界，对孩子做出的行为有更多的了解，把关注点转移到引导孩子以一种更有建设性的行为来获得价值感，这种价值感帮助他准备随时汲取生活经验，解决日常生活中的问题，从而得到自主性的逐渐加强，其社会责任感也会不断增强（表4-6）。

表4-6　正面管教工具——培养价值感

正面管教方法	释义	应用举例
自然后果	孩子通过体验选择的自认后果来发展适应性和能力	避免说教或"我早就告诉过你了"； 共情："你忘记带铅笔了，一定很紧张吧。" 安慰而非解救："洗个热水澡可能对你淋雨有帮助。" 认同感受："听上去很尴尬。"
逻辑后果	逻辑后果很多情况下是欲盖弥彰的惩罚	尽可能少用逻辑后果、想法，专注于解决问题； 合适的时候，遵循逻辑后果的3R1H：相关（related），尊重（respectful），合理（reasonable），有帮助（helpful）
有限的屏幕时间	看手机玩网络游戏非常容易上瘾，影响人际关系	不允许孩子把电脑、电视、手机放在他们房间里； 和孩子就看电视、玩网络游戏和上网的合理时间达成协议； 头脑风暴有趣的替代活动可使家人间更亲密
有限的选择	选择是共享权利的细小步骤	"你是愿意早上让妈妈叫你起床，还是让闹钟叫你?" 如果孩子还是不愿作出选择，和善而坚定地说"不去上学不是一个选择"，再次重复那两个选择；

正面管教方法	释义	应用举例
		给出两个选择后，赋予自主权，加上"你来决定"
愤怒选择轮	教育孩子有情绪是正常的，但他们的所作所为不一定总是对的	在孩子平静的时候，展示"愤怒选择轮"，让其看看是否有表达愤怒的其他具有尊重性的替代方法； 孩子生气时，认同他的感受，提供选择"现在有什么能帮助你？积极暂停，还是使用选择轮？"
赋予孩子自主权	与孩子分享控制，以便他们发展出掌握生活所需的技能	教孩子生活技能； 注重于共同解决问题； 信任孩子； 放手（一步步地）； 增长自我认知，问"你感觉如何？你怎么想？这件事对你的生活有什么影响？"
避免娇纵	家长常见的错误：以爱的名义娇纵孩子	娇纵会造成孩子懦弱，因为它让孩子形成这样的理念是其他人应该为他们做好所有的事情； 给孩子的最好礼物之一是允许他们发展出"我能行"的信念； 当孩子学习到自己能够在生活的坎坷中生存时，就有了能力感

6. 培养孩子良好的人生品格和社会技能

孩子是社会的产物，必然要走向社会，并在社会互动中找到自己的价值。当孩子形成"我属于集体"的归属感和"我有能力为集体作贡献"的价值感时，他们会坚信自己在家庭是有价值的，感受到自己是家庭中的一员，这样他们才会为家庭努力作贡献。在这个过程中，孩子的归属感和价值感不断提高，他们的自信心和面对生活困难的勇气不断增强，自我价值感不断增强。父母可通过一些工具（表4-7）逐渐让孩子形成良好的品格并掌握适应社会的生活技能。

表 4-7 正面管教工具——培养良好的人生品格和社会技能

正面管教方法	释义	应用举例
花时间训练	训练是教孩子掌握生活技能的重要手段。不要期望孩子没有经过一步步的训练就知道怎么做	一边做，一边给孩子和善地讲解； 和孩子一起做； 让孩子自己做，父母监督； 当孩子感觉准备好了，让他自己做
家务活	孩子通过在家里帮忙，学习生活技能，发展社会兴趣和能力感	头脑风暴出一个家务活清单； 创造有趣的方式轮换工作，比如带转盘的工作轮或工作图标，从中选出一两项家务活； 花时间训练，6 岁前和孩子一起做家务； 在家庭会议上讨论所有的问题，关注解决办法
致谢	致谢与感激让家人离得更近	关注成就和帮助他人； "谢谢你这么快就穿好衣服，准备好去上学。" "我注意到，当妈妈伤心的时候，你总是会去安慰她，我相信那一定会让她感觉好些。" "谢谢你摆好桌子。"
零用钱	给予零用钱是一个教孩子关于理财的好方法	避免把零用钱和家务活联系起来（但孩子能够从可选的特别任务中赚钱）； 零用钱的金额决定于你的预算，以及你希望孩子用钱来做什么； 让孩子从花钱的错误行为中学习。共情，但避免解救
转移注意力和引导	以引导式的"做……"来取代说"不要……"	把孩子带离电视，引导说"你可以玩乐高"； 转移注意力； 给孩子一个计时器或沙漏。让孩子决定什么时候可以结束某项工作
选择轮	教孩子使用选择轮是解决问题的一种办法	和孩子一起头脑风暴。列出每天冲突或问题的可能的解决办法清单； 在一个图形列表上的每部分写下一个解决办法，让孩子画图或标记； 有冲突时，建议孩子使用选择轮找到一个解决办法

正面管教方法	释义	应用举例
执行	如果你说出来,就是认真的;如果你是认真的,就去执行 孩子知道什么时候你是认真的,什么时候不是	比如家长说:"换好睡衣刷好牙,9点钟我们玩××游戏。"如果孩子到9点还没准备好,亲切地指出时间,让孩子上床,但不玩游戏
控制自己的行为	榜样是最好的老师	当父母无法控制自己的行为时,怎能希望孩子能够控制他们的行为; 创建自己的特别暂停区,当父母需要使用它时告诉孩子; 如果父母不能离开冲突现场,数到10或者深呼吸; 当父母犯错误时,对孩子道歉
教孩子该做什么	教孩子该做什么,而不是不要做什么	教孩子"轻轻拿",演示,而不是说"别打碎了。" 教完后,提醒"你应该怎么拿?" 教孩子去外面玩球,提醒"你该在哪里玩球?" 说"你可以骑自行车",而不是"不要跳"
无言的行动	有时最有效的办法是只做不说	事先告知孩子父母要做什么; 检查孩子是否理解,问:"在你看来,我接下来要做什么?" 和善而坚定地执行,不说一句话
放手	放手并不是遗弃孩子,而是培养孩子的责任感和能力感	慢慢放手; 花时间训练,然后退后; 信任孩子从错误中学习; 有自己的生活,这样父母就并不依赖于管理孩子的生活来产生对自己的认同
积极暂停	人们感觉更好时做得更好,积极暂停可以帮人们冷静下来、感觉好起来	和孩子一起创建一个暂停区,让他们决定暂停区是什么样的,放什么东西; 可以让孩子给暂停区取个特别的名字; 当他们感到很沮丧时问:"去你的暂停区会有帮助吗?" 作出使用积极暂停的榜样,当父母沮丧时,去自己的暂停区

续 表

正面管教方法	释义	应用举例
了解大脑	当人沮丧时，会使用反击或逃跑的那部分大脑	当父母或孩子很沮丧时，不要试图解决问题；等待，直到度过冷静期、理性大脑都开始工作的时候； 把问题放到家庭会议日程上
应对顶嘴	不要顶回去，这样或造成权力之争	承认感觉："听上去你真的很生气。" 对自己的部分负责，如："我意识到我对你说话时不尊重，听上去像发号施令。" 分开一会儿直到彼此都可以相互尊重地交谈
非言语信号	父母经常说得太多，非言语信号可能比语言更"响亮"	微笑，指着需要被捡起来的作业本； 和孩子约定在冲突中比语言更好的其他信号或者礼貌的行为提醒； 当父母感觉沮丧时，试试把手放到心脏部位，表示"我爱你"
解决问题	利用日常挑战和孩子一起练习解决问题	头脑风暴； 选择一个对每个人都切实可行的解决方案； 尝试一个星期； 一星期后评估，如果没效果再重新开始
关注解决方案	关注解决方案，而不是责备	提出启发性问题，让孩子寻求解决办法； 请孩子创建一个关于家务活的计划，用一周时间来尝试
同等对待	当孩子之间出现冲突时，不要任何偏袒一方，而是同等对待	信任："等你们认清问题并有了解决办法时告诉我。" 离开，当你不介入时，争吵或打架变得不那么重要
破解密码	使用正面管教书中的错误目的图表（详见表4-8）	选择一个问题行为； 辨别你的感受，以及你是如何应对的； 辨别当你告诉孩子停止时，孩子的反应
看待错误	把错误看成是学习的机会	以同情与和善回应错误，而不是羞辱、抱怨或说教； 使用启发性问题，帮助孩子"探索"错误的后果； 吃饭时，邀请每个人分享今天所犯的一个错误，以及今天从中学到了什么

续　表

正面管教方法	释义	应用举例
启发式的提问	提问而不是命令，邀请孩子发展独立思考的能力	"你计划如何完成作业？" "你和弟弟怎么解决这个问题？"
一个词	避免说教和挑剔，使用一个词作为友善的提醒	"鞋子"（地上凌乱的鞋）； "睡觉时间"
日常惯例	帮助孩子建立惯例表，鼓励自律	和孩子一起建立日常惯例表； 列出需要做的事（起床、吃早餐、上学、做作业，刷牙等）； 拍下孩子做事时的照片； "你日常惯例的下一项是什么？"
细小步骤	把任务细化，让孩子体验成功	示范正确的执笔方法。一次写一个汉字。家长写一个，孩子写一个； 教技能，但不要替他们做； 当孩子能完成细小的步骤时，就会放弃"我不行"的信念
修复错误三部曲	如何对待错误，比犯错误本身更重要	承认，以负责而不是指责的态度承认错误； 和好，向孩子道歉； 解决，共同寻找相互尊重的解决办法

表 4-8　错误目的图表

项目	孩子的目的			
	寻求过度关注	寻求权力	报复	自暴自弃
家长的感受	心烦、恼怒、担心、内疚	愤怒、被挑战、受到威胁、被打败	受伤、失望、难以置信、憎恶	绝望、无望、无助、无能为力
家长想采取的行动	提醒、哄劝、替孩子做他自己会做的事	应战、投降； "你休想逃脱" "瞧我怎么收拾你"	惩罚； 心想"你怎么能这样对我"	放弃； 替孩子做； 过度帮助
孩子的回应	暂停片刻，很快又回到老样子，或换成另外一种打扰人的行为	变本加厉；屈从但内心不服；看家长生气而觉得自己赢了；消极对抗	反击、伤害他人、毁坏物件、以牙还牙，行为升级或换另一种武器	进一步退缩；消极，毫无改进，毫无响应，逃避尝试

续 表

项目	孩子的目的			
	寻求过度关注	寻求权力	报复	自暴自弃
孩子行为背后的信念	"唯有得到特别关注或特别服务，我才有归属感"；"唯有让你们为我忙得团团转，我才是重要的"	"唯有当我主导、控制，或证明没有人能管我时，我才有归属感"	"我不明白你怎么能在意那件事比爱我多"；"我没有归属感，所以当受到伤害时，我也要伤害别人"；"我反正没人疼没人爱"	"我不相信我能有所归属，不要对我寄予任何希望"；"我无助又无能；试也没用，我做不好"
心底的秘密信息	"注意我，让我有帮助地参与"	"让我帮忙；给我选择"	"我很受伤，请认同我的感受"	"不要放弃我，教我一小步"
成人可以怎么做	通过让孩子参与一个有用的任务，转变孩子的行为；避免特别服务；计划特别时刻；建立日常惯例表；花时间训练孩子；有耐心；设定无言的暗号默默地爱抚孩子；召开家庭会议或班会	承认不能强迫孩子，让孩子来帮忙；提供有限的选择；既不开战也不投降，从冲突中撤离；不说只做；按日常惯例表行事；做互相尊重的楷模；有效执行；允许孩子做决定并从错误中学习；鼓励；召开家庭会议或班会	认同孩子受伤的感觉："你的行为告诉我，你一定觉得受到了伤害。能与我谈谈吗？"避免惩罚与还击；反射式倾听；如果伤害了孩子，主动道歉；改正；召开家庭会议或班会	表达对孩子能力的信任；关注孩子的优点；停止所有批评；鼓励任何一点努力；教给孩子技能，示范怎么做，将任务分割成小步骤；以兴趣为基础；不怜悯、不放弃；享受和孩子在一起的时光；真心喜欢孩子；鼓励再鼓励；召开家庭会议或班会

参考文献

1. 成墨初. 把话说到孩子心窝里：打造零距离亲子关系的 66 个秘笈 [M]. 北京：中国妇女出版社，2011.
2. 窦羿. 改变，从家庭亲子阅读开始 [M]. 北京：光明日报出版社，2022.
3. 樊宁. 注意缺陷多动障碍患儿社交功能特点及干预效果的研究 [D]. 上海：上海交通大学，2019.

4. 潘鸿生.给孩子的第一本情绪管理书 [M].北京：北京工业大学出版社，2016.

5. 邵登高.改变自己 改变孩子：开启亲子关系的智慧之门 [M].上海：上海交通大学出版社，2011.

6. 杨斌让，陈俏如.注意缺陷多动障碍儿童执行功能的评估与干预 [J].中国儿童保健杂志，2022，30（12）：1277‒1281.

7. 余闲.你在为谁读书5 [M].武汉：长江少年儿童出版社，2015.

8. 曾仕强.情绪管理 [M].厦门：鹭江出版社，2008.

9. 张燕.陪孩子爱阅读：20 个家庭的亲子阅读之旅 [M].上海：华东师范大学出版社，2018.

10. 祖燕飞，杜亚松，姚德胜，等.上海孤独谱系障碍患儿、母亲社交 PEERS 团体训练效果的研究 [J].中国儿童保健杂志，2020，28（5）：502‒505，515.

11. 戈尔迪·霍恩，温迪·霍尔登.正念10分钟 [M].黄珏苹，胡晓旭，译.杭州：浙江人民出版社，2014.

12. 惠特尼·斯图尔特，著.米娜·布劳恩，绘.正念小孩：收获平静、专注与内在力量的50 个正念练习 [M].韩冰，祝卓宏，译.北京：中国青年出版社，2020.

13. 简·尼尔森，琳·洛特，斯蒂芬·格伦.正面管教 A‒Z：日常养育难题的1001 个解决方案 [M].花莹莹，译.北京：北京联合出版公司，2013.

14. 简·尼尔森，玛丽·尼尔森·坦博斯基，布拉德·安吉.正面管教养育工具：赋予孩子力量、培养孩子能力的49 种有效方法 [M].花莹莹，等，译.北京：北京联合出版公司，2017.

15. 简·尼尔森.正面管教：如何不惩罚、不娇纵地有效管教孩子 [M].玉冰，译.北京：京华出版社，2009.

16. 克里斯托弗·威拉德.正念成长：培养孩子的抗挫力 [M].李婷，唐尧，译.杭州：浙江教育出版社，2021.

17. 罗伯特·布鲁克斯，萨姆·戈尔茨坦.亲子关系修护120 [M].石雅芳，凌尔岩，译.杭州：浙江教育出版社，2005.

18. 乔·卡巴金.正念：身心安顿的禅修之道 [M].雷叔云，译.海口：海南出版社，2009.

19. METZGER A N, HAMILTON L T. The stigma of ADHD: teacher ratings of labeled students [J]. Sociological Perspectives, 2021, 64（2）：258‒279.

20. O'REGAN F J. Successfully managing ADHD: a handbook for SENCOs and teachers [M]. New York: Routledge, 2014

21. REID R, JOHNSON J. Teacher's guide to ADHD [M]. New York: Guilford Press, 2011.

22. SOPHIE R, REBECCA G, DARYL E. ADHD and emotional engagement with school in the primary years: investigating the role of student-teacher relationships [J]. The British Journal of Educational Psychology, 2020, 90 Suppl 1（s1）：193‒209.

第五章　案例分享

案例一：ADHD 医教携手聚合力，健康成长添助力

引言：上海市曹杨第二中学附属学校是一所九年一贯制公办学校。学校一直非常重视心理健康教育，关注每一位孩子的发展需求，为孩子的全面健康成长创设良好的教育环境。

一、项目缘起

ADHD 是儿童期最常见的慢性神经发育性疾病，70％以上孩子表现出的问题会持续到青少年时期。而且患病率高，学龄期孩子发病率为 3％～8％，相当于一个班级至少有 1 名以上 ADHD 儿童。随着年龄的增长，还会引发孩子学习障碍、心境障碍、行为问题、社交困难、自信不足等。所以说，ADHD 越早发现，越早治疗，干预效果就越好。

但实际中往往存在一些阻力而延缓 ADHD 的诊断和治疗。

（1）有的家长不了解 ADHD，没有对孩子异常行为足够重视，认为小孩子调皮捣蛋很正常。很多时候，当孩子进入小学高年级或初中出现了学业困难、拒绝上学、攻击行为、人际冲突等问题时，方才引起家长和老师的关注，这个时候追根溯源再去就医治疗，疗效远没有早期干预来得好。

（2）有的家长是不愿承认孩子患有 ADHD 的，或曲解老师的就诊建议，所以拒绝带孩子看病，尤其是非常排斥药物治疗或是擅自调整药量。例如，有的家长平时对孩子自行停药，每当临近期末考试就开始给孩子用药，希望他们能够考个好分数。

（3）还有的家长和老师对 ADHD 有很多疑惑和不解，所以当孩子无法达到他们要求时，会感到失望、愤怒，继而把这些负面情绪传递给孩子。

因此，为了提高家长和老师对 ADHD 的科学认识，正视问题，及早干预，更有效地增强孩子的就诊规范、用药依从性和治疗效果，学校与上海市儿童医院同创共建、形成合力，打造互通有无、联建共赢的格局。

本着优势互补、友好合作的精神，2019 年 1 月，双方签订 ADHD 项目的共建协议，积极探索在医教结合背景下，如何更好地促进孩子心理健康发展的新途径。2019 年 5 月，在医教结合综合干预治疗培训班上，校长作了专题发言。

2020 年 5 月，双方进一步细化合作协议，共同推进上海市卫生健康委员会老龄化和妇儿健康研究专项"基于互联网＋的儿童多动症医教家一体化干预模式的研究和推广"项目建设。2021 年 4 月，校长在项目启动会上作经验交流。

二、项目推进

项目开展至今，已通过专题培训、普筛转介等途径，携手开展了多次心理健康教育活动，取得了不错的效果。

（一）专题培训

根据实际需求，学校邀请儿童医院专家来校作科普交流，将家庭养育、学校教育、医学干预等方面相互连接，利用药物治疗、综合康复、多重干预等手段，帮助孩子健康快乐成长。

1. 教师培训全覆盖

学校心理教育需要每一位教师的加入，尤其是与孩子接触最多的班主任。为了提升全体教师的心理教育水平，指导班主任更好地重视学生的心理状态，及早发现、上报学生异常心理行为表现。儿童医院王瑜医生应邀来我校为全体教师做《儿童青少年常见心理行为问题早期预警及干预》的专题培训，重点介绍了 ADHD 的症状表现、干预方法，特别是在校园环境中如何客观评估孩子情况、如何帮助孩子养成良好的行为和学习习惯等。王医生结合自己的门诊案例进行科普，生动的讲解、专业的分析、积极的互动，让教师对于 ADHD 有了更直观、更深入的了解，在实际工作中也能够更重视孩子的心理状态，理解孩子的困境和需求，及时加以引导与支持。短短一小时的专题培训，使教师们受益匪浅。六年级组陈老师感慨道："通过今天的心理培训，我们了解到了 ADHD 的症状、特点以及应对方法。这对我今后的班主任工作帮助很大。现在越来越多的孩子出现心理问题，我深感在班主任工作中如果不重视心理教育，只是用简单粗暴的方法解决这类学生的问题，最终会使问题激化，误了孩子的一生。同时，在班主任工作中，我们还需要给这类孩子留出一片空间，对他们多一点包容、多一些关爱。"二年级组祁老师听了培训后，不由发出感悟："听了王医生的讲解，我们知道了，对于这些特殊孩子，教师、家长必须正确对待和高度重视，多关心和帮助他们，维护他们的自尊。同时，以鼓励教育、个别化教育、感觉统合治疗为主，必要情况下药物治疗也不可少。"

ADHD 医教结合的培训让教师更加理解、尊重和支持孩子，也更注重与家长互动交流，整合各方力量共同助力孩子健康成长。

2. 家长培训全覆盖

"ADHD 家长学校"也如火如荼地进行中，其中既有面向全体家长的科普讲座，又有针对 ADHD 家长的专题培训，每一期家长们都积极踊跃地参与。

儿童医院的陈津津医生、王瑜医生结合丰富的临床病例，生动讲解"ADHD 那点事"，提出了许多非常实用的提高专注力的建议。简单易操作的方法对有些家长来说犹如雪中送炭。两位医生还就家长关心的"ADHD 药物治疗有作用吗？""如何培养孩子良好学习习惯？"等问题，一一予以细致解答。专业的科普宣教，提高了家长对 ADHD 的知晓情况，打消了家长各种顾虑和担忧，让受此困扰的家长减轻了心理负担，敢于正视和接纳孩子的心理异常，尊重与理解孩子的行为表现，学会了如何科学养育 ADHD 儿童；行为矫正、注意力训练、学习技能、社交技能等干预方法，也增强了对行为治疗和药物治疗的依从性。三年级一位家长分享："有时候看到小孩注意力集中时间很短，容易被外界细小的动静干扰，反复提醒、责骂都没有用，自己真的很火大。现在知道孩子这种情况，其实他也不想的，一味批评指责不仅没有用，还容易让孩子变得自卑，亲子关系也会受影响。我准备从今天开始，多包容和理解孩子的行为，和孩子一起多做些注意力训练。"

培训结束后，班主任和任课教师结合本班实际，从学习习惯、学习态度和学习状态三方面向家长介绍了孩子在校情况、进步与不足等，主动沟通需要家长配合做到的事项，增强家校联系的实效性；并与 ADHD 儿童的家长互动反馈、提出建议，做好家庭教育指导，共同商讨、制订有针对性的培养计划。家长们纷纷表示为了孩子的健康成长，对孩子的教育将更注重理性和方法，加强与教师的沟通交流，密切配合学校的教育举措，共同促进孩子的成长。

（二）普筛转介

借助儿童医院的专业支持，除了教师培训、家长培训的全覆盖，我校对小学一至五年级的 ADHD 筛查也力求做到全覆盖。综合家长问卷和教师问卷，排摸疑似名单反馈给家长，并建议孩子前往医院接受专业诊断和治疗。

根据孩子情况和家长需求，学校为他们申请开通"儿童医院绿色通道"。医教结合干预模式的构建，使得医生在治疗过程中能够从家长、教师这里更加客观、全面地了解到孩子的真实情况，从而做出更加准确的评估，并调整治疗方案和用药剂量。医生的专业指导和教育支持，则可以帮助教师更有针对性地加强课堂行为管理、调整学习策略指导，让行为干预真正落到实处，积极开展过程性个案分析跟踪。

三、反思与展望

学校和儿童医院携手打造的 ADHD"家庭-学校-医院"三位一体辅导联盟，充分发挥了各自优势，逐步实现"专业优势互补、提高干预成效"的目标。同时，提高了家长和教师对 ADHD 的知晓度，引起各方的共同关注，有利于疾病的早期发现、综合干预。这样做更能促使家长和教师积极主动参与，增强用药的依从性、疾病的缓解率。下阶段，学校将联合儿童医院继续推进基于"互联网＋"的儿童多动症医教家一体化干预模式的研究和推广。具体包括以下内容。

（1）借助儿童医院的专业力量，定期开展教师培训、家长讲座，加强 ADHD 科普宣传与行为干预指导。

（2）依托互联网医院信息化平台，通过"慧云心健康"公众号平台，鼓励学生和家长线上量表自测、共享课程资源，实现线上筛查诊断、在线辅导、跟踪研究。

（3）组织 ADHD 孩子建立互助小组，开展团体心理辅导、行为干预训练等线上线下一体化的干预措施。通过在网络平台上完成每日打卡，对孩子的治疗情况、行为表现密切随访。

医教之路虽然困难重重、道路甚远，但同时也是意义重大、影响深远。希望通过医教合作项目的实践，努力探索适合的发展模式，切实促进孩子心理健康发展，形成长效机制，为孩子们幸福欢乐的人生添彩。

（上海市曹杨第二中学附属学校心理教师　许颖）

案例二：少年的你，值得更好的人生

9 月的风微凉，乳白色的云朵被凉风扯出丝丝缕缕的流苏，淡淡地飘散在城市上空。又是一年开学季，小学的操场上依旧活跃着不少奔跑的身影，投进办公楼一扇窗口的眼睛里。

周校长背向后方的手里握着一封信，望着那群活力四射的孩子，却不知如何解决手中这个棘手的问题。

这是一封家长联名控诉信，信中控诉了四年级（2）班顾征（化名）小朋友的种种"劣迹"：在楼梯上奔跑，害刘毅（化名）摔下楼梯，腿部骨折；上课摆弄钢笔，平均一周弄脏前桌田朵（化名）的衣服一次；被班主任批评后，扯断了班级空调的电线……

大千世界，包罗万象，那群闹哄哄的天真烂漫的孩子，与操场角落里那个清寂的身影，形成十分鲜明的对比。

操场角落里的顾征此刻鲜有地安静着，与他素来好动的样子有很大不同，或许是因为心情很糟糕。他想和班级小伙伴一起踢球，但那群人好像都不爱搭理他。

从什么时候开始，他就没有朋友了呢？二年级下学期，还是三年级上学期？总之他的世界被割裂成两部分。在家里，爷爷奶奶能够满足他的一切需求，而在学校里，同龄小伙伴都对他爱答不理。

他的脑袋瓜里又闪现了一系列碎片场景，顾征将它命名为"平行宇宙里的顾小征"。在这个平行时空里，顾小征是个品学兼优的好学生，上课不会被老师批评，回家写作业也不用妈妈每天逼迫着写到深夜 11 点。他有很多朋友，不会被孤立，不会丢三落四，也不会常常心不在焉。他的很多善意的行为，如拍拍同学的肩膀、撞撞他们的胳膊，也不会被误认为是恶意找碴。

最终，周校长叫来了顾征的父母，和他们沟通顾征同学的学习和生活状态。

在顾征的父母看来，顾征的确是个比较难管理的孩子，但本质上并不是个坏孩子，他也很想和同学做朋友，就是太调皮了，不知道怎么正确表达。顾征本身是个很善良的孩子，他会给年纪大的爷爷奶奶按摩肩膀，很细心也很敏感，就是太爱玩了。

最终，周校长还是同意顾征继续留在学校，希望和家长一起努力，帮助顾征摆脱那些过分调皮、好动的缺点。

半个学期过去了，顾征的学习状态依旧没有得到改善，与同学的关系更差了，基本每周都被班主任请家长。期中考试后的家长会，顾征父亲又一次忐忑地来到学校，准备迎接来自老师和同班家长的新一轮控诉。

家长会开始前，各位家长在学校报告厅参加了由市儿童医院和学校共同举办的医教结合多动症科普宣传课。听着专家讲述多动症的各种临床表现和治疗效果，顾征父亲突然内心为之一振。

家长会后，班主任李老师对顾征父亲说："顾征同学上课极易走神、易冲动等表现，跟刚刚专家表述的多动症（ADHD）症状很像。"其实，顾征父亲内心也有同样的感受。第二天，顾征父亲就带顾征来到儿童医院，经过一系列诊断，顾征被确诊患有 ADHD。

相比于爸爸的激动，顾征反而显得很平静，他想抱一下那个平行时空的自己，对他说："顾小征，原来我是生病了，所以没有成为你。没关系，医生阿姨说这很普遍，就像近视，配一副眼镜就会好的……"

两个多月后，四年级（2）班的同学都发现顾征真的和原来不一样了：上课会安心听讲，不会再弄出奇怪的声响；一起参加课外活动，知道按名次顺序等待自己上场，不会横冲直撞地乱动；圣诞节很礼貌地送了很多同学手工艺品，再也不是以前那种心不在焉的状态了。

大家慢慢欢迎顾征重新回到这个群体，一起踢球，一起打扫卫生。田朵也不会刻意躲着他了，顾征有不会的问题，她还会耐心地为他解答。

期末时，顾征的整体成绩由全班倒数提升到了中游，这是他三年级以来第一次进入班级中游。

晚上，顾征拿出日记本，写道："如果没有医生的帮助，我的生活应该和原来一样混沌，继续不被人欢迎，不被人喜欢，孤孤单单地度过青春期。如果那样，我会发疯的，那是一条黑暗的看不到尽头的路。幸而在人生路启程不久，获得了一次救赎。顾小征，我不会再羡慕你，我要成为你……"

夜幕笼罩下，卧室里只剩下灰黄的小夜灯溢出柔和的灯光，顾征已经进入了梦乡。或许对于平行时空的顾小征来说，也会为他的转变产生一种甜滋滋的骄傲。对于很多人来说，幸福是自然而然的，而对于顾征来说，幸福却是一道窄门，要有足够的勇气才能打开。

（上海市新普陀小学　金燕，上海市儿童医院　王瑜）

附 录

附录 1 SNAP-Ⅳ量表

注意力不集中	从不	偶尔	经常	总是
1）学习、做事时不注意细节，出现粗心大意的错误	0	1	2	3
2）在学习、做事时很难保持注意力集中（注：7～10岁注意力集中不足20分钟，10～12岁不足25分钟，12岁以上不足30分钟）	0	1	2	3
3）别人对他/她讲话时好像没在听或没听见	0	1	2	3
4）做作业或完成任务时虎头蛇尾，始终不能按要求做事	0	1	2	3
5）很难组织好分配给他/她的任务或活动	0	1	2	3
6）不愿意做需要持续用脑的事情（如家庭/课堂作业）	0	1	2	3
7）把学习、生活必需的东西弄丢（如铅笔、橡皮等）	0	1	2	3
8）容易因外界噪音或其他刺激而分心	0	1	2	3
9）健忘，常忘记日常活动中分配的事情或任务	0	1	2	3
多动/冲动	**从不**	**偶尔**	**经常**	**总是**
10）坐不住，手脚动作多或身体扭来扭去	0	1	2	3
11）在教室或其他需要静坐的场合离开座位	0	1	2	3
12）在不该动的场合乱跑（中学生有主观上坐不住的感觉）	0	1	2	3
13）在休闲活动中很难保持安静	0	1	2	3
14）忙忙碌碌，精力充沛	0	1	2	3

续 表

多动/冲动	从不	偶尔	经常	总是
15）说话过多	0	1	2	3
16）在问题没说完时抢答	0	1	2	3
17）很难按顺序等候	0	1	2	3
18）打扰别人的谈话或活动	0	1	2	3

对立违抗性障碍	从不	偶尔	经常	总是
19）与成人争吵	0	1	2	3
20）发脾气	0	1	2	3
21）对抗或拒绝大人的请求或规定	0	1	2	3
22）故意招惹别人	0	1	2	3
23）把自己的错误或不良行为归咎于他人	0	1	2	3
24）易被别人激怒	0	1	2	3
25）易生气或怨恨别人	0	1	2	3
26）记恨并要报复别人	0	1	2	3

附录2 Weiss 功能缺陷量表（父母版）

在过去的一个月里,您的情绪和行为方面存在什么问题？请认真阅读下面每一项的描述,在代表相应程度上画圈:0＝从不,1＝有时候,2＝经常,3＝总是或频繁,4＝不适用(您的孩子不存在题目中所提及的人际关系或生活场景)。

行 为 及 分 类	程度			
A 家庭				
1）和兄弟姐妹有矛盾	1	2	3	4
2）因患儿使父母间产生矛盾	1	2	3	4
3）家人常因为患儿的事情请假	1	2	3	4

行 为 及 分 类		程度		
4）在家庭中引发纠纷	1	2	3	4
5）由于患儿的原因，家人难以与朋友交往和参加社会活动	1	2	3	4
6）患儿使家人在一起时难有乐趣	1	2	3	4
7）不听父母的话，教养困难	1	2	3	4
8）因为患儿而难以顾及其他家庭成员	1	2	3	4
9）因触怒他人而遭打骂	1	2	3	4
10）因为他（她）家庭花费了很多钱	1	2	3	4
B 学习和学校				
1）很难跟上功课	1	2	3	4
2）需要学校的补课	1	2	3	4
3）需要请家教	1	2	3	4
4）在课堂上给老师找麻烦	1	2	3	4
5）被中途停课或逐出教室	1	2	3	4
6）在学校课外活动时出问题	1	2	3	4
7）在校期间或放学后被滞留受罚	1	2	3	4
8）被学校停课或开除	1	2	3	4
9）旷课或迟到	1	2	3	4
10）能力虽好但却得不到好的分数	1	2	3	4
C 生活技能				
1）过度地看电视、玩电脑、打游戏	1	2	3	4
2）经常忘记保持清洁的行为，如刷牙、梳头、洗澡等	1	2	3	4
3）上学前的准备工作做不好	1	2	3	4
4）睡觉前的准备工作做不好	1	2	3	4
5）饮食习惯不好（挑食，喜食垃圾食品）	1	2	3	4
6）睡眠有问题	1	2	3	4
7）常常受伤	1	2	3	4
8）不喜欢体育锻炼	1	2	3	4
9）常常需要去医院	1	2	3	4
10）吃药、打针或看医生/牙医有麻烦，如不遵守时间等	1	2	3	4

续　表

行 为 及 分 类	程度			

D 自我管理

1）孩子的自我感觉不好	1	2	3	4
2）孩子缺乏足够的乐趣	1	2	3	4
3）孩子对自己的生活感觉不幸福	1	2	3	4

E 社会活动

1）被其他孩子取笑或欺负	1	2	3	4
2）取笑或欺负其他的孩子	1	2	3	4
3）和别的孩子相处不好，常有矛盾	1	2	3	4
4）参加课外活动（如运动、音乐、兴趣小组等）	1	2	3	4
5）很难交上新朋友	1	2	3	4
6）很难和朋友长期保持友谊	1	2	3	4
7）不能很好地参加社交聚会（原因如不被邀请、不愿参加、在聚会时举止失当）	1	2	3	4

F 冒险活动

1）很容易听其他孩子的指挥（迫于同龄或同伙孩子的压力）	1	2	3	4
2）弄坏或损毁东西	1	2	3	4
3）做违法的事情	1	2	3	4
4）招来警察	1	2	3	4
5）吸烟	1	2	3	4
6）用一些非法的药物，如毒品	1	2	3	4
7）做一些危险的事情	1	2	3	4
8）伤害他人	1	2	3	4
9）说一些刻薄或不恰当的话	1	2	3	4
10）（对同性或异性）有不当的骚扰行为	1	2	3	4

附录 3　儿童困难问卷

请针对您的孩子最近两周的实际情况回答以下问题	回答			
	完全 不同意	有些（部 分）同意	大部分 同意	完全 同意

清晨／上学之前

1）您的孩子能迅速起床

2）您的孩子能迅速洗漱穿衣（如穿衣、刷牙和洗脸）

3）您的孩子在吃早餐时的行为表现与年龄相符

4）您的孩子在早晨上学之前的时间内不惹麻烦或不与家人发生争吵

5）您的孩子喜欢上学

6）您的孩子表现得与班里其他孩子一样

7）您的孩子在学校能被他/她的朋友所接纳

放学后

8）您的孩子与父母/监护人谈论在学校发生的事情

9）您的孩子有与自己同龄的朋友

10）您的孩子自信地与同龄人一起参加课外活动，如运动

晚上

11）您的孩子能毫无困难地完成家庭作业

12）当每个人都回到家后（包括父母/监护人），您的孩子能好好地享受家庭时光，不会持续与他人争吵

13）您的孩子在晚间就餐聊天时能平静地与他人交谈

14）当孩子一起参加活动时（如外出散步或购物），父母感觉和孩子在一起很舒服

请针对您的孩子最近两周的实际情况回答以下问题	回答			
	完全不同意	有些（部分）同意	大部分同意	完全同意

夜晚

15）青少年（12 岁或以上）：您的孩子能在夜晚与同龄朋友一起参加活动，这些活动可能包括玩耍、学习、上补习班、上辅导课（如弹奏乐器和/或练习书法）

16）年龄更小的孩子（12 岁以下）：您的孩子晚上能听从安排（如刷牙、换衣服）

17）您的孩子能毫无困难地上床睡觉

18）您的孩子夜里睡觉时不会中途醒来

总体行为

19）您的孩子有自信，在社交方面被他人接纳（如拥有自己的朋友圈），情绪稳定

20）您的孩子在最近一周中，面临困扰、陷入争吵或出现叛逆行为的天数相对较少

后 记

如果没有来自各方的帮助，任何一本书都不可能面世。

在此，特别感谢上海市曹杨二中附属学校、新普陀小学、真光小学、平利路第一小学、回民小学、陆家宅小学、明翔实验学校、联建小学、沪太新村第一小学、杨家桥小学、城中路小学、曹王小学、紫荆小学、金鹤小学、南苑小学、新成路小学、外冈小学、西康路第三小学、静安实验小学、闸北第三中心小学、万航渡路小学、陈鹤琴小学、市西小学、上河湾幼儿园、绿洲幼儿园、豪园幼儿园、万里城实验幼儿园、满天星幼儿园、梅川幼儿园以及实验幼儿园的教师、家长和孩子们对于我们 ADHD 医教结合项目的大力支持！感谢上海市儿童医院儿童保健暨发育行为儿科各位医生十年来在 ADHD 医教结合上的努力和付出！

希望本书能让医生、教师和家长更加理解、更好地帮助 ADHD 儿童，造福更多患 ADHD 的孩子们。

图书在版编目（CIP）数据

注意缺陷多动障碍医教结合综合干预十年实践/于广军,王瑜主编.—上海：复旦大学出版社,2024.3
ISBN 978-7-309-17020-7

Ⅰ.①注…　Ⅱ.①于…②王…　Ⅲ.①儿童多动症-诊疗　Ⅳ.①R748

中国国家版本馆 CIP 数据核字（2023）第 186249 号

注意缺陷多动障碍医教结合综合干预十年实践
于广军　王　瑜　主编
责任编辑/张　怡

复旦大学出版社有限公司出版发行
上海市国权路 579 号　邮编：200433
网址：fupnet@ fudanpress.com　http://www.fudanpress.com
门市零售：86-21-65102580　团体订购：86-21-65104505
出版部电话：86-21-65642845
上海丽佳制版印刷有限公司

开本 787 毫米×1092 毫米　1/16　印张 13　字数 198 千字
2024 年 3 月第 1 版
2024 年 3 月第 1 版第 1 次印刷
印数 1—4 100

ISBN 978-7-309-17020-7/R · 2056
定价：98.00 元